アレルギー疾患診療ハンドブック 小児

清益功浩 著
大和高田市立病院小児科部長

中外医学社

はじめに

　医学的根拠に基づく治療は重要です．特に医学的根拠を集めて刊行されたガイドラインは重要で，診療の助けになるのは自明です．しかし，すべての患者がガイドラインだけで治療管理できるとは限らないのが現状です．それは，患者には個人差がある一方で，医学的根拠の原則は，最大多数の最大幸福の理念の下に成り立っているからであります．そこで，臨床医は，経験に基づいて，目の前の患者の有する個人差を見つけ出さなければいけないのです．医学的根拠は診療の現場にもあるはずです．

　NBM（Narrative-based Medicine）は物語と対話による医療と呼ばれ，EBM（Evidence-based Medicine）とは異なる考え方として提唱されています．NBMの「ナラティブ」は「物語」と訳されます．患者が対話を通じて語る病気になった理由や経緯，病気について，いまどのように考えているかなどの「物語」から，医師は病気の背景や人間関係を理解し，患者の抱えている問題に対して全人的（身体的，精神・心理的，社会的）にアプローチしていこうとする臨床手法です．これは正に臨床現場で普段，行われていることです．ヒットした映画の中で，「事件は現場で起きている」というセリフがありましたが，「医療は現場で起こっている」のです．まさに，先生方の診察現場が重視されるべきなのです．その意味で，本書をCBM（Clinic-based Medicine）のようなイメージを持って読んでいただけたら幸いです．

　70％治療効果のある薬Aと50％治療効果のある薬Bがあるとして，70％もあるなら薬Aを使う判断になります．これが，ある意味，正しいでしょう．しかし，患者によっては，薬Aで効果のない30％に含まれ，50％の効果のある薬Bが有効かもしれません．その場合，その人にとって，薬Aは0％効果で，薬Bは100％効果があったことになります．つまり，コップに入れたサイコロの目と同じです．予想しているときには，確率的に1/6ですが，コップをとり除いた後は，どの数字も100％なのです．ですから，臨床医である私がこの書籍の依頼を受けたときに考えたのは，EBMは大事ですが，いかに診察現場でそのEBMやガイドラインを使うかを書くことが

使命だということでした．私事ですが，症例報告を数多く書いています．エビデンスレベルは低いです．しかし，臨床は経験です．これらを他山の石として，多くの先生の経験を疑似体験できれば，臨床医として1歩前に進めるのではないでしょうか？　今回，中外医学社のご厚意で本書を出版できることに深謝申し上げます．

  2015年1月

清　益　功　浩

目　次

序章　アレルギー専門医と非専門医の対話　1

1. アレルギーの基礎知識　5
- ■アレルギーとは……………………………………………………………… 5
- ■アレルギー性疾患が増えているかどうか？……………………………… 7
- ■アレルギー反応の分類…………………………………………………… 11
- ■アレルギー反応…………………………………………………………… 12
- ■小児と成人の違いについて……………………………………………… 14

2. 小児の特性　17
- ■身長と体重………………………………………………………………… 17
- ■脳の発達…………………………………………………………………… 22
- ■歯の発達…………………………………………………………………… 23
- ■呼吸………………………………………………………………………… 24
- ■運動機能…………………………………………………………………… 24
- ■水分量……………………………………………………………………… 25
- ■小児の皮膚の特徴………………………………………………………… 26
- ■免疫状態…………………………………………………………………… 27

3. EBMの診かた・考えかた　29
- ■医療紛争に備えて知っておくべき法知識……………………………… 30
- ■コミュニケーションスキルについて…………………………………… 37

4. 小児に多いアレルギー性疾患の診かた・考えかた　41

A．食物アレルギー ……………………………………… 42
- ■定義 …………………………………………………… 42
- ■食物アレルギーの病態 ……………………………… 43
- ■食物アレルギーの症状 ……………………………… 46
- ■食物アレルギーの診断 ……………………………… 48
    1. 問診 ……………………………………………… 48
    2. 検査 ……………………………………………… 48
    3. 負荷試験 ………………………………………… 51
- ■食物アレルギーの治療 ……………………………… 55
    1. 食事療法 ………………………………………… 55
    2. 薬物療法 ………………………………………… 59
    3. 症状発現時の治療 ……………………………… 60
    4. 経口免疫療法 …………………………………… 61
- ■教育現場への指導 …………………………………… 62
- ■症例 …………………………………………………… 63

B．食物依存性運動誘発アナフィラキシー …………… 66
- ■定義 …………………………………………………… 66
- ■食物依存性運動誘発アナフィラキシーの症状 …… 66
- ■食物依存性運動誘発アナフィラキシーの診断 …… 67
    1. 問診 ……………………………………………… 67
    2. 血液検査 ………………………………………… 67
    3. 誘発試験 ………………………………………… 67
- ■食物依存性運動誘発アナフィラキシーの治療 …… 69

C．アトピー性皮膚炎 …………………………………… 71
- ■定義 …………………………………………………… 71
- ■アトピー性皮膚炎の病態 …………………………… 71
- ■アトピー性皮膚炎の原因 …………………………… 73
- ■アトピー性皮膚炎の診断 …………………………… 74

- ■アトピー性皮膚炎の検査 ……………………………………… 76
- ■アトピー性皮膚炎の症状 ……………………………………… 81
- ■アトピー性皮膚炎の重症度 …………………………………… 82
- ■アトピー性皮膚炎の治療 ……………………………………… 84
  - 1．原因・悪化因子 …………………………………………… 85
  - 2．スキンケア ………………………………………………… 87
  - 3．薬物療法 …………………………………………………… 88
- ■症例 ……………………………………………………………… 96

D．気管支喘息 …………………………………………………… 100
- ■定義 ……………………………………………………………… 100
- ■小児気管支喘息の検査 ………………………………………… 103
  - 1．問診 ………………………………………………………… 103
  - 2．血液検査 …………………………………………………… 103
  - 3．呼吸機能検査 ……………………………………………… 103
- ■気管支喘息の自然歴 …………………………………………… 106
- ■小児気管支喘息の発作の状態 ………………………………… 109
- ■小児喘息に対する保護者の意識 ……………………………… 111
- ■小児気管支喘息の治療 ………………………………………… 115
  - 1．急性発作の治療（2歳以上） …………………………… 115
  - 2．長期管理の治療（2歳以上） …………………………… 119
  - 3．急性発作の治療（2歳未満） …………………………… 124
  - 4．長期管理の治療（2歳未満） …………………………… 128
- ■気管支喘息の管理 ……………………………………………… 128
- ■吸入器について ………………………………………………… 129
- ■小児気管支喘息のQOL ………………………………………… 134
- ■症例 ……………………………………………………………… 136

E．アレルギー性鼻炎 …………………………………………… 140
- ■定義 ……………………………………………………………… 140
- ■アレルギー性鼻炎の機序 ……………………………………… 140
- ■花粉症の疫学 …………………………………………………… 140

iii

- ■花粉の飛散時期 ……………………………………………… 141
- ■アレルギー性鼻炎の検査 …………………………………… 145
    1. 問診 ……………………………………………………… 145
    2. 検査 ……………………………………………………… 145
    3. 好酸球検査 ……………………………………………… 145
    4. 鼻誘発テスト …………………………………………… 145
- ■アレルギー性鼻炎の症状 …………………………………… 146
- ■アレルギー性鼻炎の治療 …………………………………… 146
    1. 保護者と患児とのコミュニケーション ……………… 147
    2. 抗原の除去と回避 ……………………………………… 147
    3. 薬物療法 ………………………………………………… 147
    4. アレルゲン免疫療法 …………………………………… 148
    5. 手術療法 ………………………………………………… 148
- ■アレルギー性鼻炎の合併症 ………………………………… 154

F．蕁麻疹 ……………………………………………………… 156
- ■蕁麻疹の定義 ………………………………………………… 156
- ■蕁麻疹の疫学 ………………………………………………… 156
- ■蕁麻疹の病態に関与する因子 ……………………………… 157
- ■蕁麻疹の主たる病態 ………………………………………… 159
- ■蕁麻疹の治療 ………………………………………………… 161
    1. 原因の特定 ……………………………………………… 161
    2. 再現性のための検査 …………………………………… 162
    3. 対症療法 ………………………………………………… 162
- ■症例 …………………………………………………………… 165

5. 薬の使い方　167

- A. ケミカルメディエーター遊離抑制薬 ……………………… 168
- B. ヒスタミン H_1 受容体拮抗薬 ……………………………… 169
- C. ロイコトリエン受容体拮抗薬 ……………………………… 176
- D. Th2 サイトカイン阻害薬 …………………………………… 178
- E. ステロイド薬 ………………………………………………… 179
- F. テオフィリン製剤 …………………………………………… 182
- G. アドレナリン ………………………………………………… 185
- H. β_2 刺激薬 …………………………………………………… 186
- I. 漢方薬 ………………………………………………………… 188
- J. その他 ………………………………………………………… 192
  - ■抗 IgE 抗体（オマリズマブ）……………………………… 192
  - ■今後の治療薬 ……………………………………………… 192
  - ■アレルギーを持つ子に対する予防接種 ………………… 194

索　引 …………………………… 199

序章 アレルギー専門医と非専門医の対話

Dr N: アレルギーって難しいですか？

Dr K: いや，そんなに難しくないですよ．ガイドラインが日本アレルギー学会から多く出ているので．

Dr N: アレルギーって致死的でしょう？

Dr K: アナフィラキシーは確かに放置すると致死的ですが，救急処置すれば，救命できます．喘息死も減っていて，今は年間総数で 2000 人以下になっています（図1）．小児においても喘息死は減っています．特に，2000 年に小児気管支喘息治療・管理ガイドラインが発刊されて，増えてい

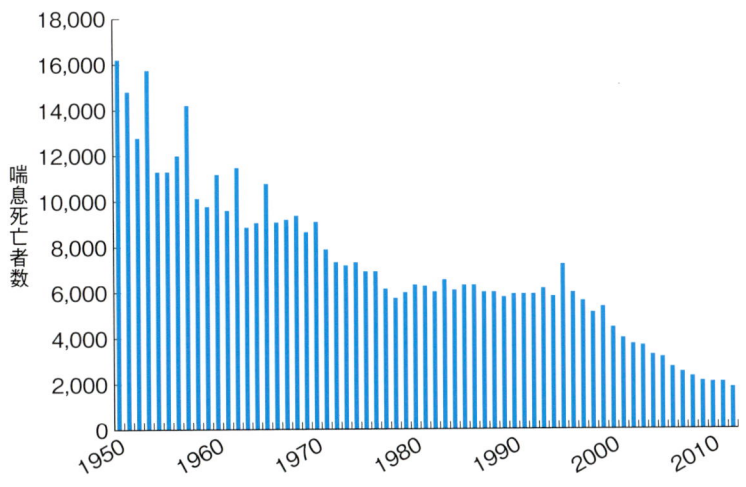

図1 喘息死亡者数の年次推移（1950～2012 年）
（厚生労働省の人口動態調査）

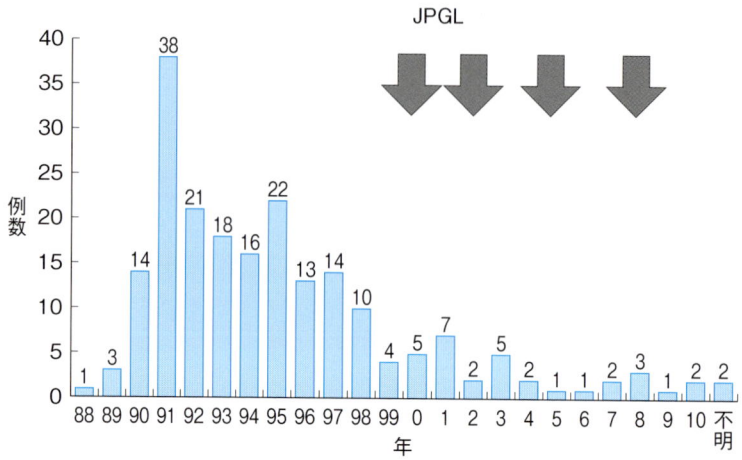

図2 日本小児アレルギー学会・喘息死委員会登録状況（2011）（喘息死亡例207例，死亡年による）

（荒川浩一，他．喘息死委員会レポート2011．日本小児アレルギー学会雑誌．2012; 26: 781-9）

ません（図2）．その意味では，しっかりと長期管理をしていけば，喘息死は予防できるということです．

Dr N：でも，小児のアレルギーは難しいですよね？

Dr K：小児のアレルギーと成人のアレルギーは，似ている部分と違っている部分があって，それをしっかりと知っておくことが大切です．ですから，この本でちょっと勉強してみませんか？

Dr N：わかるかな？

Dr K：大丈夫です．何事も思い立ったが吉日です．では始めましょうか？

Dr N：ガイドラインって分厚いし，難しくて，とてもすべては読めません．

Dr K：では，EBMの宝庫のガイドラインをうまく使ってみましょう．全部読む必要はないですよ．小児に多いアレルギーの病気，食物アレルギー，蕁麻疹，気管支喘息，アトピー性皮膚炎，花粉症，

それぞれの疾患に1冊ずつのガイドラインがあります．ガイドラインをうまく使いこなせるように，実際の臨床現場に役に立つ形にまとめてみました．

1 アレルギーの基礎知識

まずは，アレルギー性疾患に共通する知識を整理しましょう．

■ **アレルギーとは**

アレルギーと免疫は，ちょうど，表と裏のような関係に近いです．どちらも体内に侵入した異物に対する防御反応です．万人にとって有害な異物に反応して体内から排除するのが免疫であり，我々の体を守るためには必要なシステムです．一方，特定の人の体で，本来，無害であるはずの異物（アレルゲン）に対して免疫反応が起こってしまうのがアレルギーです（図3，図4）．そのため，アレルギーの病気はすべての人で

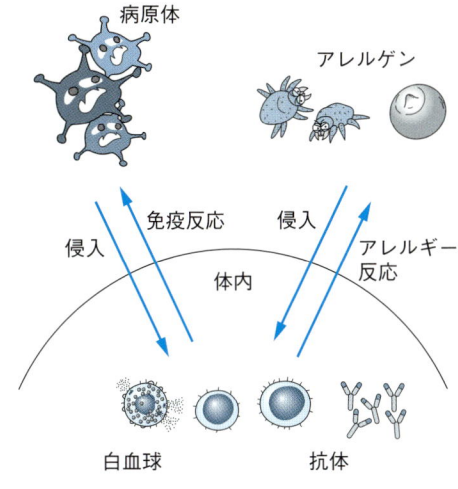

図3 免疫とアレルギー

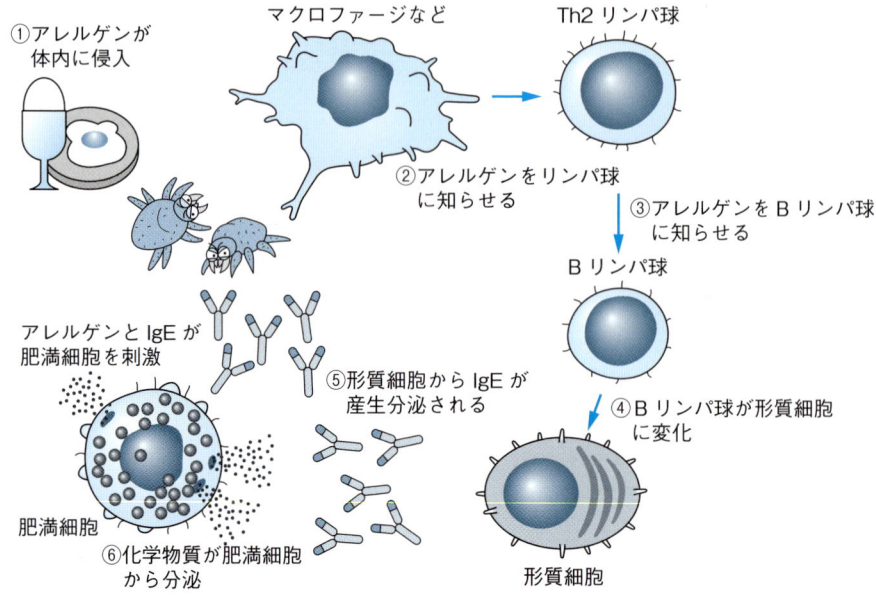

図4 I型アレルギー反応のしくみ

起こるわけではありませんが，最近，増えています．

　アレルゲンが侵入したときに，まずは，抗原提示細胞に取り込まれます．抗原提示細胞は，樹状細胞，マクロファージやランゲルハンス細胞で，主にヘルパーT細胞に抗原を提示します．T細胞は，B細胞に抗体を形成するように指令することになります．B細胞が形質細胞に分化して，主にIgEを産生すれば，I型アレルギー反応ですし，IgG，IgMを産生すれば，II型，III型アレルギー反応です（図4）．ヘルパーT細胞が細胞障害型T細胞に指令すれば，IV型アレルギー反応になります．

　ここで重要なのが，T細胞です．本来，無害であるためには，免疫寛容でなければなりません．免疫寛容の機序として，T細胞そのものの状態と免疫応答を抑制する調節性T細胞の存在が考えられています．T

細胞そのものの状態では，T細胞が免疫不応状態になるアネルギー（anergy）とアレルゲンに反応するT細胞のクローンの消失（clonal deletion）があります．これらの反応は，抗原量が高用量の場合に起きやすく，免疫応答を抑制する調節性T細胞は，抗原量が低用量のときに誘導されます．現在，調節性T細胞は，CD4陽性CD25陽性Foxp3陽性T細胞，TGF-βを産生するCD4陽性Th3細胞，IL-10を産生するCD4陽性Tr1細胞，CD8陽性Treg細胞，腸管免疫に関わる$\gamma\delta$陽性T細胞などが報告されています．ヘルパーT細胞には，以前からTh1，Th2，それに伴い，抗原提示細胞である樹状細胞にもDC1，DC2と大きく分けられており，Th1はIFN-γを中心とした免疫に関わり，Th2はIL-4，IL-5を中心としたアレルギーに関わります．これを調節しているT細胞がTh3細胞でもあります．免疫寛容が起こらず，Th1とTh2のバランスが崩れると，アレルギーを起こすことになります．自然免疫においても，Th1やTh2のようなリンパ球が報告されています．Th1とTh2だけでなく，現在は，IL-17（炎症性サイトカイン）産生Th細胞であるTh17，IL-22（IL-10関連サイトカイン）産生Th細胞であるTh22などのヘルパーT細胞もアレルギーに関わっていることが明らかになっています．ヘルパーT細胞を整理すると，以下のようになります．簡単に考えるなら，Th1とTh2という考え方になります（図5）．

■アレルギー性疾患が増えているかどうか？

　アレルギー性疾患は全体的には増えています．成人喘息では，2011年の厚生労働省の受診患者数統計によれば，2011年は宮城県石巻，気仙沼医療圏，福島県を除いた数字で，人口減少を考えると増えていると

第1章 アレルギーの基礎知識

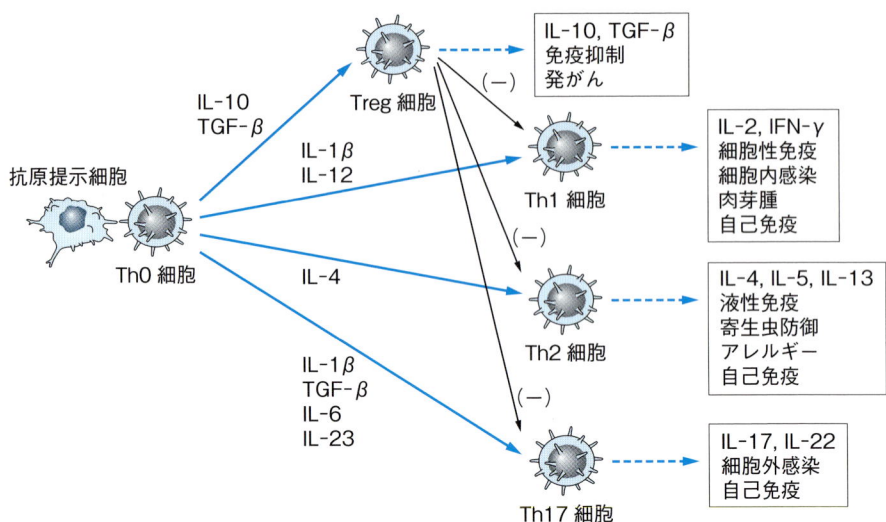

図5 ヘルパーT細胞の分化

表1 喘息総患者数の推移

	総数	男性	女性	0〜4歳	5〜14歳	15〜64歳	65歳以上
1999（H11）	1,096	596	500	166	266	440	227
2002（H14）	1,069	558	511	179	237	393	269
2005（H17）	1,092	550	542	227	237	389	252
2008（H20）	888	438	451	161	207	296	240
2011（H23）	1,045	521	523	216	253	340	249

（単位：千人）

	総数	男性	女性	0〜4歳	5〜14歳	15〜64歳	65歳以上
1999（H11）	1,096	54%	46%	15%	24%	40%	21%
2002（H14）	1,069	52%	48%	17%	22%	37%	25%
2005（H17）	1,092	50%	50%	21%	22%	36%	23%
2008（H20）	888	49%	51%	18%	23%	33%	27%
2011（H23）	1,045	50%	50%	21%	24%	33%	24%

（厚生労働省の受診患者数統計）

考えられます（表1, 2）．
　喘息だけでなく花粉症も増えています（図6）．
　小児においてもアレルギー性疾患が増えています（図7）．アトピー性皮膚炎は減っていますが，学童期のアトピー性皮膚炎の減少は，乳幼児でのアトピー性皮膚炎の原因の多くが食物であることから，自然治癒することによると思われます．学童になるまでに，アトピー性皮膚炎はよくなります．

表2　喘息受療率（人口10万対）の推移

	総数	入院	外来
1999（H11）	132	12	120
2002（H14）	120	9	111
2005（H17）	122	7	115
2008（H20）	93	4	88
2011（H23）	107	3	103

（厚生労働省の受診患者数統計）

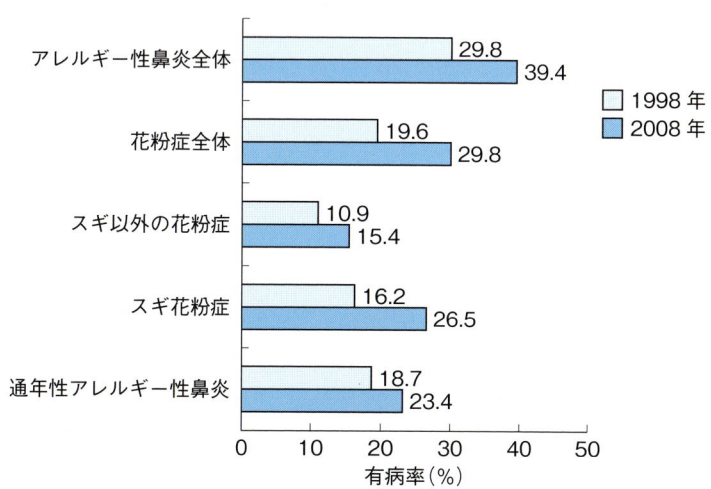

図6　鼻アレルギーの1998年と2008年の有病率
（馬場廣太郎, 他. 鼻アレルギーの全国疫学調査2008（1998年との比較）－耳鼻咽喉科医およびその家族を対象として－. Prog Med. 2008; 28: 2001-12）

第 1 章　アレルギーの基礎知識

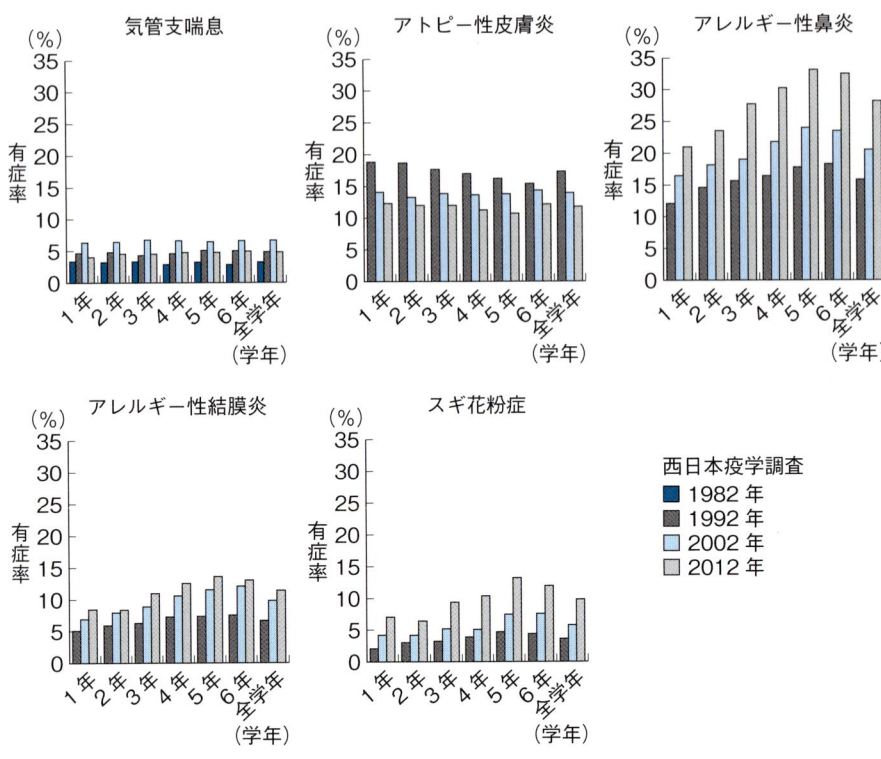

図7　主なアレルギー疾患の 1982, 1992, 2002, 2012 年のそれぞれの学年別有症率
(西間三馨, 他. 西日本小学児童におけるアレルギー疾患有症率調査　1992, 2002, 2012 年の比較. 日本小児アレルギー学会誌. 2013; 27: 149-69)

　このようにアレルギー性疾患が増えている理由の 1 つに，衛生仮説があります（図 8）．これは，後進国よりも先進国にアレルギー患者が多いことからいわれるようになりました．「衛生仮説」は，1989 年にイギリスの Strachan が疫学調査をもとに提唱された「衛生環境の改善や少子化に伴う乳幼児期の感染症リスクの低下がアレルギー増加の一因ではないか」という仮説です．一般に，胎児および新生児の免疫はアレルギーになりやすい状態（Th2 にシフト）にあると

第 1 章 アレルギーの基礎知識

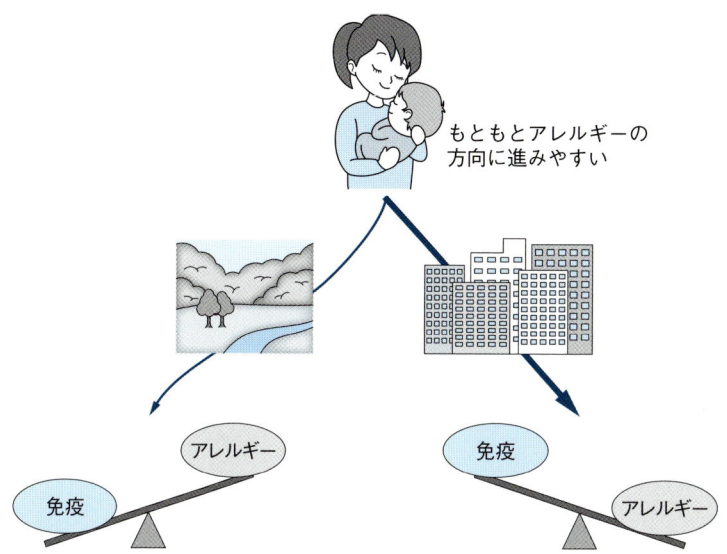

Th1 主に免疫，細胞性免疫　疾患としては自己免疫疾患に関連
Th2 主にアレルギー　液性免疫　疾患としてはアレルギー
Th3 Th1 と Th2 の調整をしている

図8 衛生仮説

いわれています．自然の中で，乳幼児期にさまざまな感染症にかかることで，正常な免疫機能の発達を助け，その結果としてアレルギーリスクが低下するのではないかといわれています．寄生虫の発症の低下，結核菌の感染の低下，食物が容易に食しやすくなったなど様々な説がいわれていますが，はっきりとした証明はできていません．

■アレルギー反応の分類

アレルギー反応は一般に I 型から IV 型に分類され（表3），Gell と Coombs の分類といわれています．
この外来性抗原で，アレルギーを起こす抗原をアレルゲンと呼んでいます．自己抗原は膠原病の原因になっています．

表3 アレルギー反応の分類

反応	Ⅰ型	Ⅱ型（Ⅴ型）	Ⅲ型	Ⅳ型
別名	即時型 アナフィラキシー型	細胞障害型 細胞融解型	免疫複合型 Arthus 型	遅発型 細胞障害型 ツベルクリン型
抗原	外来性抗原 　ハウスダスト，ダニ，花粉，真菌，食物，薬剤など	外来性抗原 　ハプテン（薬剤） 自己抗原 　細胞膜，基底膜	外来性抗原 　細菌，薬剤，異種蛋白 自己抗原 　変性 IgG，DNA	外来性抗原 　細菌，真菌 自己抗原
抗体	IgE，（IgG4）	IgG，IgM	IgG，IgM	—
細胞	肥満細胞，B細胞	B細胞	B細胞	感作性T細胞
メディエーター，サイトカイン	ヒスタミン，ECF-A，ロイコトリエン，PAF など	補体系	補体系 リソソーム酵素	リンホカイン IL-2 IFN-γ サイトカイン
皮膚反応	即時型 15〜20分で最大の発赤と膨疹		遅発型 3〜8時間で最大の紅斑と浮腫	遅発型 24〜72時間で最大の紅斑と硬結
代表疾患	アナフィラキシーショック アレルギー性鼻炎，結膜炎 気管支喘息，蕁麻疹 （アトピー性皮膚炎）	溶血性貧血（不適合輸血・自己免疫性） 特発性血小板減少性紫斑病 薬剤性溶血性貧血・顆粒球減少症・血小板減少症 Goodpasture 症候群	血清病 SLE，RA 糸球体腎炎 過敏性肺炎（Ⅲ＋Ⅳ） ABPA（Ⅰ＋Ⅲ＋Ⅳ）	接触性皮膚炎 アレルギー性脳炎 アトピー性皮膚炎 過敏性肺炎（Ⅲ＋Ⅳ） 移植拒絶反応 結核性空洞，類上皮細胞性肉芽腫

ECF-A: eosinophil chemotactic factor of anaphylaxis, PAF: platelet activating factor
SLE：全身性エリテマトーデス，RA：関節リウマチ，ABPA：アレルギー性気管支肺アスペルギルス症

■アレルギー反応

　アレルギー反応の結果，その組織では炎症が起こっています．アレルゲンが持続的に侵入することで，慢性炎症を起こしています．アレルゲンが侵入するためには，バリアの破壊が必要になってきます．例えば，食物アレルギーであれば，消化酵素による消化というバリア，アトピー性皮膚炎であれば，皮膚というバリア，気管支であれば，気管支粘膜というバリアがあって，そのバリアに綻びがでると，アレルギーになりま

第1章 アレルギーの基礎知識

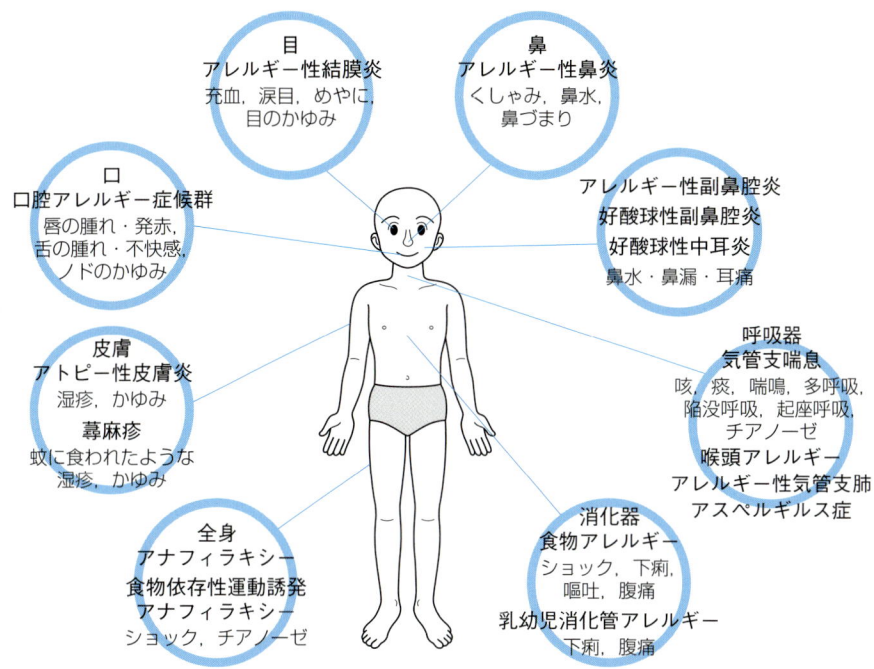

図9 アレルギーの病気の部位と症状
（清益功浩．アトピー治療の常識・非常識．東京：医薬経済社；2009 より一部改変）

す．炎症が免疫によって正しく修復されればいいのですが，正しく修復されないままに，異物の再侵入を防ごうとするイメージで，例えば，気管支であれば，基底膜や平滑筋が肥厚し，線維化してしまうことで，本来の機能が低下してしまいます．皮膚ならばアトピー性皮膚炎の炎症の結果，苔癬化してしまうわけです．

このように，アレルギー反応および炎症は全身の至る所で起こってきます．眼，鼻，耳，気管支，肺，消化管，皮膚と外界に接している部分で起こりますし，全身的な反応として，アナフィラキシーがあります．アレルギーの病気は全身で起こるのですが，場所によって診断名がついてきます（図9）．小児特有の面

では，成人と異なり，臓器の成長があります．まだ，成長できる臓器であるために，柔軟性があったり，逆に，悪い方向に機能低下があれば，それが固定されていくという面があります．柔軟性があるために，例えば，乳幼児のアトピー性皮膚炎，食物アレルギー，小児気管支喘息が自然に治癒していきます．

アレルギーには，抗原提示細胞，上皮細胞，好酸球，好塩基球，肥満細胞，ヘルパーTリンパ球，制御性Tリンパ球，Bリンパ球といった細胞性免疫とIgE，補体などの液性免疫が関わっています．

アレルゲンが体内に侵入することで，アレルギー反応が起こるわけですから，そこから考えると，以下が治療の3原則になります．

① 周辺のアレルゲンを減らすまたは除去

アレルゲンの侵入によってアレルギー反応を起こして，症状を起こしますから，アレルゲンを減らさない限り，どんなに治療しても効果が期待できないことがあります．例えば，ネコが原因の気管支喘息の場合，ネコがいる限り，喘息発作は起こってしまいます．

② アレルゲンの体内への侵入を阻止

花粉症について考えてみましょう．花粉が体に侵入しない限り，症状がでません．マスクや眼鏡をすることで，花粉症の症状を抑えることができます．

③ アレルゲンが体内に侵入してもアレルギー反応を軽快，ゼロにする

アレルギー反応を軽減するために，様々な薬物療法が行われます．アレルギー反応そのものをゼロにするために，免疫療法による免疫寛容を誘導します．

■小児と成人の違いについて（表4）

小児で多いアレルギーの病気は，アトピー性皮膚炎，食物アレルギー，気管支喘息，アレルギー性鼻

表4 小児と成人でのアレルギー性疾患の違い

小児に多いアレルギー性疾患	成人に多いアレルギー性疾患
食物アレルギー	気管支喘息および職業性喘息
食物依存性運動誘発アナフィラキシー	アスピリン喘息
アトピー性皮膚炎	花粉症（アレルギー性鼻炎）
小児気管支喘息	アレルギー性結膜炎
花粉症（アレルギー性鼻炎）	慢性じんましん
急性じんましん	ラテックスアレルギー

炎，アレルギー性結膜炎です．一方，乳幼児特有なアレルギーの病気が，乳幼児消化管アレルギーです．

このように，小児と成人でアレルギーが異なるのはなぜでしょうか？　そのためには，まずは小児特有の問題を見ておく必要があります．

その差が生じる理由として，小児での消化管の未熟性があります．乳児期は，名前の通り，母乳または人工乳で成長します．この消化管の未熟性から，食物アレルギーが多く，アトピー性皮膚炎でも食物が原因であることが多くなります．次に，気管支の構造にあります．小児の気管支は成人に比べて，内腔が狭いため，すぐに，内腔が狭くなり，喘鳴が出現しやすくなります．また，免疫とアレルギーは密接な関係にありますので，小児期には，多くの感染症に罹患しやすいことがあります．感染症を契機に発症するアレルギー性疾患として，喘息と蕁麻疹があります．

まとめると，小児では，感染症に罹りやすく，免疫応答も時に過剰に反応したり，呼吸器・消化器・皮膚などの臓器の未熟性により症状が発現しやすいことが理由と考えられます．

> アレルギーの病気といっても，phenotype（表現型）があります．気管支喘息という病気でひとまとめにくくっても中には，一過性喘鳴，反応性気道疾患，非アトピー型，アトピー型があります．

2 小児の特性

　小児は成人のミニチュアではありません．小児は体と心が成長する過程にありますので，成人と同じというわけではありません．病気においても成人と小児で多い疾患が異なります．それは，小児では成長していく過程で起こってくる病気が，成人では生活習慣病のように長い時間の中で起こってきた病気が多くなるからです．ではまず小児の成長について考えてみましょう．

　小児の成長には，個人差があります．あくまで社会の基準，平均と比較して身長が低い，発達が遅れていると判断されますが，小児の成長には個人差が大きいのです．仮に，障害があって生まれたとしても，今の社会では生きにくいかもしれませんが，決して，それはネガティブに捉えるべきことではありません．小児の成長を見守り，未来の社会を担っていく小児を守っていくことが大切です．そのためには，医療機関を含めて，社会全体のサポートが必要です．
　社会サポートの例でいえば，小児科では，乳幼児の医療費助成の果たす役割が大きいです．自治体によって，助成対象年齢が異なりますので，診療する小児の年齢には注意が必要です．

■身長と体重 （図10, 11）
　食物アレルギーの治療にあたっては，過度な食事制限で，成長障害が起こる可能性がありますから，身

第2章 小児の特性

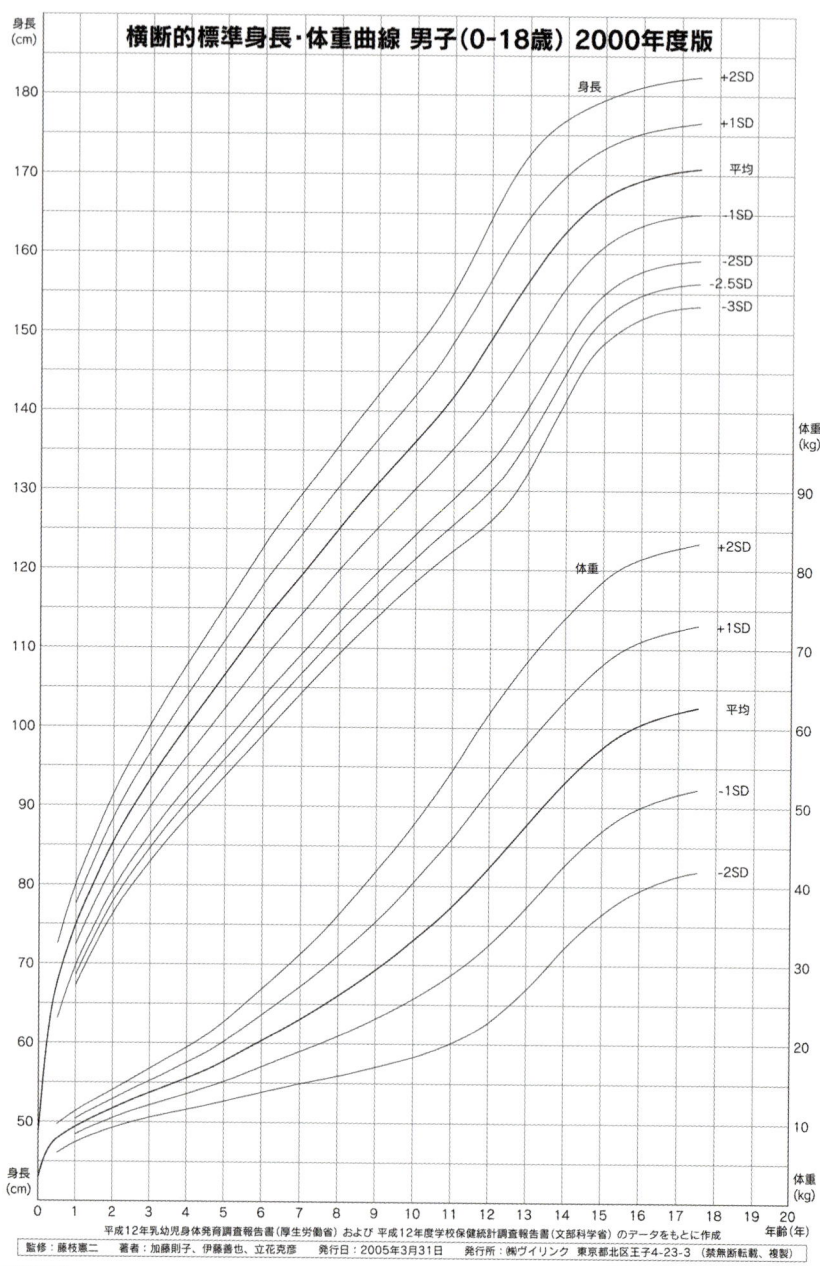

図10 横断的標準身長・体重曲線 男子（0〜18歳）2000年度版

第 2 章 小児の特性

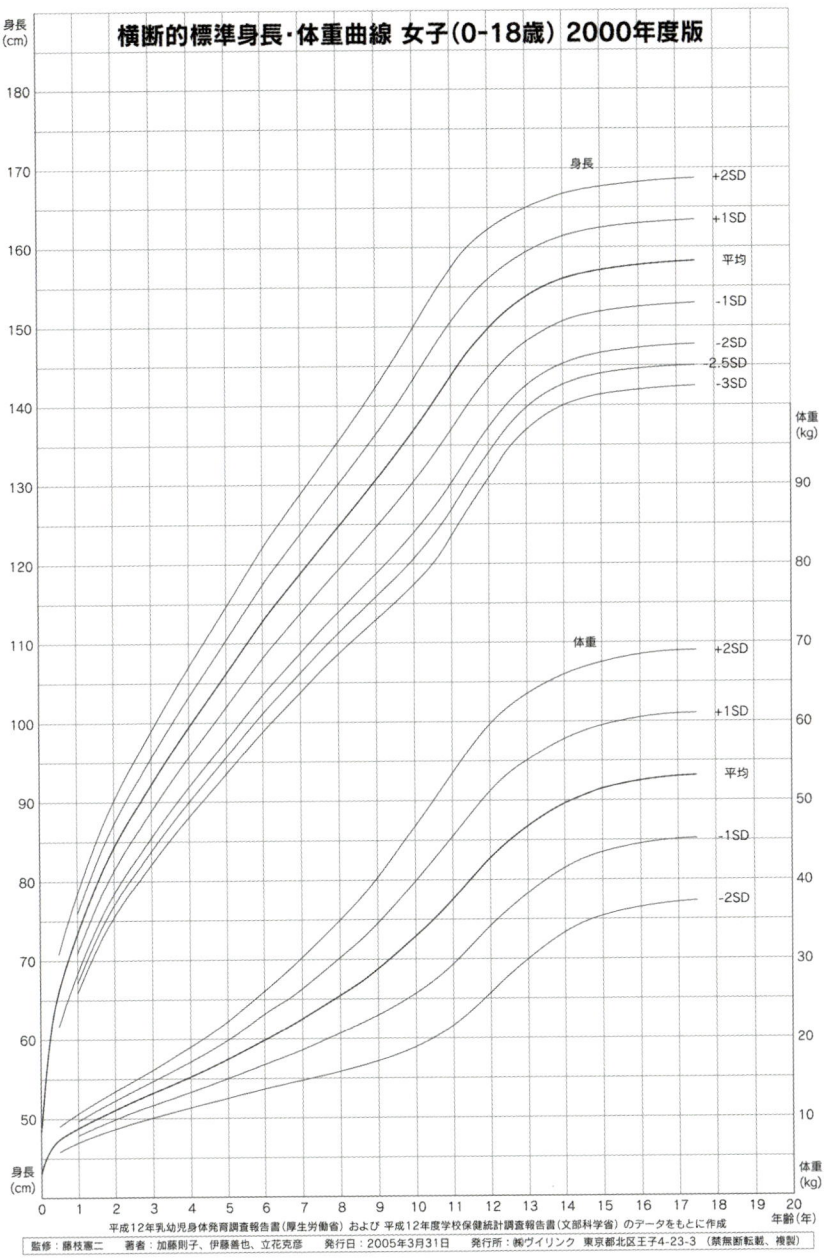

図 11 横断的標準身長・体重曲線　女子（0〜18歳）2000年度版

長，体重の成長状態を把握することは大切です．さらに，ステロイドを使用するときには，身長への注意が必要になります．その意味では，アレルギーだけでなく，小児を診るにあたっては，身長，体重について注意しておく必要があります．

例として，吸入ステロイド薬による身長への懸念（120頁参照），アトピー性皮膚炎で体重増加不良の症例（96頁参照）があります．

身長は1歳頃と小学校から中学校までの時期によく伸びます．身長は，遺伝，環境，栄養，骨の成長の影響を受けます．身長に関わるホルモンは，成長ホルモンや甲状腺ホルモン，ソマトメジンC（IGF-1: insulin-like growth factor-1）と呼ばれているホルモンです．特に，成長ホルモンは夜間睡眠時にでてくるので，「寝る子は育つ」はここから由来しているのかもしれません．

骨の成長には，ビタミンD，カルシウムが必要です．特に，ビタミンDは日光によって皮膚で産生されますので，外で遊ぶ子が育つわけです．ビタミンDについては，アレルギーを防ぐという報告もあります[1]．

体重は，生まれてから1週間程度は減少してしまいます．それから増えていきます．筋肉や皮下脂肪，骨，内臓などの細胞数の増加などにより体重が増えていきます．

ここで問題になるのは，身長と体重のアンバランスです．身長に比して体重が多いと「肥満」になります．最近，小児の肥満が多くなっています．運動不足，カロリーの高い栄養状態などがその原因と考えら

---

[1] Searing DA, et al. Vitamin D in atopic dermatitis, asthma, and allergic disease. Immunol Allergy Clin North Am. 2010; 30: 397-409.

れます．肥満は，喘息の悪化因子といわれています[2]．

　成人ですと，BMI（Body Mass Index ボディ マス インデックス）という簡単な指標があり，乳児ではカウプ指数を使いますが，成長期にある小児の場合，年齢の要素もあるので，別の指標である「肥満度」を使います．

　5歳までなら
　カウプ指数＝(体重(g)÷{身長(cm)の2乗})×10
　　　やせすぎ　　13未満
　　　やせぎみ　　13以上〜15未満
　　　標準　　　　15以上〜19未満
　　　太りぎみ　　19以上〜22未満
　　　太りすぎ　　22以上

　5歳以上なら，成長の過程にあるために，肥満といわず，「肥満傾向児」と表現します．肥満度をチェックするためには，まずは，自分の身長から標準体重を求めます．電卓を用意した方がいいかもしれません．
　標準体重(kg)＝a×実際の身長(cm)−b
で求めます．
　aとbは年齢と性別で異なりますが，aは0.377〜0.832までの数字です．bは22.750〜83.695までの数字です（表5）．
　これで，身長に対する標準体重を求め，標準体重を使って，肥満度を測定します．
　肥満度(%)＝[(自分の体重−標準体重)/標準体重]
　　　　　×100

---

2) Camargo CA Jr, et al. Prospective study of body mass index, weight change, and risk of adult-onset asthma in women. Arch Intern Med. 1999; 159: 2582-8./Ford ES, et al. The epidemiology of obesity and asthma. J Allergy Clin Immunol. 2005; 115: 897-919.

表5　標準体重を求める指数

年齢	男 a	男 b	女 a	女 b
5歳	0.386	23.699	0.377	22.750
6歳	0.461	32.382	0.458	32.079
7歳	0.513	38.878	0.508	38.367
8歳	0.592	48.804	0.561	45.006
9歳	0.687	61.390	0.652	56.992
10歳	0.752	70.461	0.730	68.091
11歳	0.782	75.106	0.803	78.846
12歳	0.783	75.642	0.796	76.934
13歳	0.815	81.348	0.655	54.234
14歳	0.832	83.695	0.594	43.264
15歳	0.766	70.989	0.560	37.002
16歳	0.656	51.822	0.578	39.057
17歳	0.672	53.642	0.598	42.339

- 高度肥満　　50％以上
- 中等度肥満　30％以上50％未満
- 軽度肥満　　20％以上30％未満

で判定します．

　小学生の場合はローレル指数を使うこともあります．
　ローレル指数＝体重(kg)÷(身長(cm)の3乗)
　　　　　　　×(10の7乗)
　160以上で肥満になります．ここでも電卓がいります．
　発育曲線のグラフ（図10，11）が医療機関などにありますので，自分の身長と体重をプロットすると，身長と体重のバランス，身長の伸び，体重の増加がわかります．

■脳の発達

　脳の重さは年齢とともに増えていきます．それは，神経細胞が増えることにより，神経細胞がネットワー

クを広げていくことによるものです．神経は年齢とともに周りを髄鞘(ずいしょう)で覆われていきます．

　脳の重さは10歳ぐらいで成人の重さになります．生まれたときの脳は500gで，成人の脳は1200gです．生まれたときの体重は3000g，成人で60kgとすると，生まれたときは，脳は体重の約15％を占めています．生まれたときに頭が大きいのはこの比率の高さによるものです．脳の大きさよりは神経ネットワークの広がりが大切です．頭を使っていると，ネットワークがしっかりしてきますので，できるだけ，使うことが大切です．ゲームなどは考えているようで頭を一部しか使っていませんので，ゲーム脳といって，脳の一部のみの発達になります．いろいろと思考すれば，脳全体が活性され，ネットワークがよくなるわけです．

　小児では，風邪を引くことが多いので，つい市販の風邪薬を使用しがちです．その風邪薬には，第一世代と呼ばれるヒスタミンH_1受容体拮抗薬が含まれています．第一世代と呼ばれるヒスタミンH_1受容体拮抗薬は，中枢神経への影響があります．そこで，小児では，できる限り，非鎮静性と呼ばれる第二世代のヒスタミンH_1受容体拮抗薬が望ましいです．生後6カ月から5〜6歳まで起こりやすいのが熱性痙攣です．好発年齢は3歳までで，この年齢での鎮静性ヒスタミンH_1受容体拮抗薬は使用しないほうがよいでしょう．

■歯の発達

　生後6カ月頃から生えてきます．奥歯までそろってくるのは2歳前後で，乳歯20本がそろうのが3歳頃です．その後，永久歯に変わってくるのが，6歳頃になります．小児では咽頭などの所見が重要ですの

で，口の中を診るようにしましょう．扁桃やアデノイドはリンパ球が豊富な場所です．扁桃やアデノイドの肥大により，睡眠時無呼吸を起こすことがあります．

■呼吸

肺の大きさは，成長とともに大きくなり，生まれたときより，8歳で10倍，成人で25倍に増えるといわれています．呼吸回数は成人になると，減ってきます．

したがって，小児の成人との違いは
①気道が狭い
②気道軟骨が未発達のため，気道が柔らかい
③咳が弱く痰の排出力が弱い
④口呼吸が確立していない
⑤呼吸中枢が未熟
⑥呼吸予備能が未発達
⑦胸郭が柔らかく肋骨の走行が平行に近い
⑧呼吸筋が未発達
という特徴があります．

そのため，ちょっとした感染でもゼイゼイ，ヒューヒューしやすいのです．

鼻については，乳幼児では
①鼻腔が狭い
②鼻の軟骨が未発達のため，柔らかい
③鼻水がかめない
④鼻呼吸がメインである
という特徴があります．特に，乳児は，鼻閉で哺乳力が低下します．

■運動機能

首がすわってくるのが生後3カ月，寝返りができるのが5カ月，お座りやハイハイができるのが7カ

月，つかまり立ちが9カ月頃です．11カ月でつたい歩き，そして1歳頃には一人で歩くようになります．馬などは生まれてから数時間で立ち上がりますから，人はゆっくりしています．

運動量が増えてくると，問題になるのが，食物依存性運動誘発アナフィラキシーです．というのも，ある程度の運動を必要とする疾患だからです．したがって，乳児ではほとんどありません．

■水分量

体の中で，水分量は小児ほど，多くなります．したがって，1日に必要な水分量も年齢が低いほど多くなるわけです．そのために，脱水になりやすいので要注意です．

必要な水分量
乳児　150mL/kg/日
幼児　100mL/kg/日
学童　80mL/kg/日
成人　50mL/kg/日

ですので，年齢が低いほど，体重あたりの水分を必要とします．

これは食事からの水分量を含んだ量ですが，できれば，これだけの水分量は確保したいものです[3]．

例えば，体重10kgの乳児には，1500mLの水分が必要になります．アレルギー性疾患についてみれば，水分が不足すると，乾燥肌によりアトピー性皮膚炎の悪化，気管支喘息では痰が粘稠になり，排出しにくくなります．

---

3) 清益功浩, 他. 新生児・低出生体重児の輸液療法. 小児科臨床. 2000; 53: 1343-8.

第 2 章　小児の特性

■小児の皮膚の特徴

小児の皮膚の特徴は下記の通りです．
- 角質層や表皮が薄い
- 皮脂の分泌量が少なく乾燥している（生後 3 カ月から学童期まで）
- 汗腺の密度が高く発汗が多い
- 皮膚表面の pH が高い（乳幼児期）

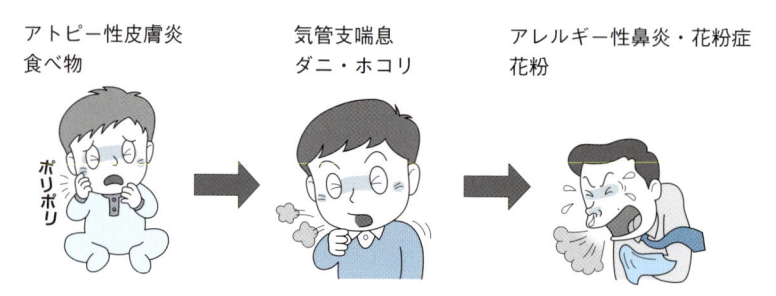

図 12　アレルギーマーチ

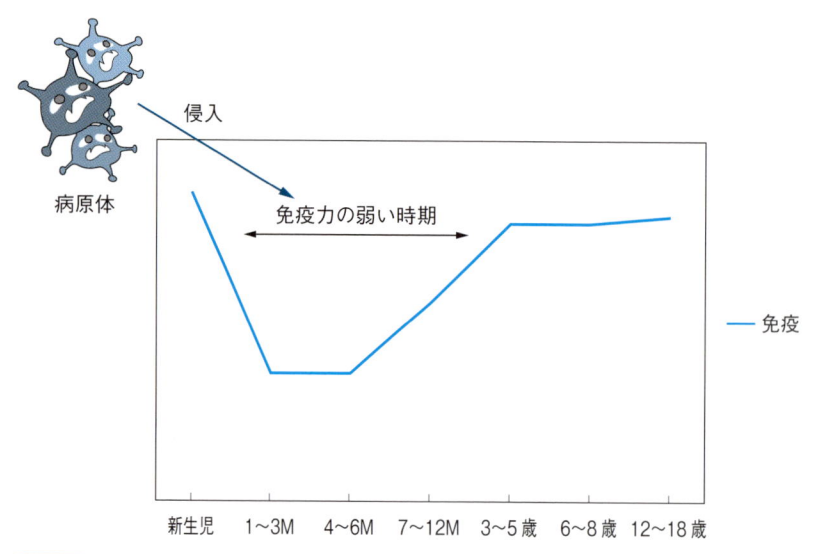

図 13　IgG の推移

そのために，細菌感染などを起こしやすく，かゆみや炎症の要因となります．

このように，小児では，成長という側面を考慮しながら，診断治療を行う必要があります．

アレルギー疾患では，アレルギーマーチという言葉があります（図12）．年齢とともにアレルギー疾患がマーチのように変化していくことで，アレルゲンも変化していきます．

■免疫状態

IgGの値だけをみれば，3歳までは成人と比べると低いです（図13）．さらに，多くの感染症が初感染であるために，悪化や合併症を起こしやすいです．

3 EBMの診かた・考えかた

　この書籍の目的は，EBMを大切にしながら，現場を大切にした診療を紹介することにあると思っております．まずは，EBMの根拠になるのが，臨床研究の結果です．Evidenceについては，Evidence Level（表6）があります．数字が小さいほど，Levelが高いことになります．高いということは，それだけの根拠があるといえます．これは統計上の根拠になります．統計は，そもそも，母集団から抽出した集団が母集団を代表していると推定して行われます．統計上の有意差は，母集団を正しく理解した上で，抽出した集団での有意差になります．統計は，個々での検討ではなく，集団での解析になります．多くの医学的根拠は，この有意差検定によって，有意差があるので，有効性があるという結論になります．

> EBMの根拠である研究がヒトを対象にしていればよいのですが人体実験はできません．そこで，マウスなどの動物実験もEBMになります．
> 動物実験の結果は，ヒトと同じ結果になるわけではないので注意が必要です．

表6 Evidence Level

Level	内容
1a	ランダム化比較試験のメタアナリシス
1b	少なくとも1つのランダム化比較試験
2a	ランダム割付を伴わない同時コントロールを伴うコホート研究（前向き研究，prospective study, concurrent cohort study など）
2b	ランダム割付を伴わない過去のコントロールを伴うコホート研究（historical cohort study, retrospective cohort study など）
3	ケース・コントロール研究（後ろ向き研究）
4	処置前後の比較などの前後比較，対照群を伴わない研究
5	症例報告，ケースシリーズ
6	専門家個人の意見（専門家委員会報告を含む）

Agency for Health Care Policy and Research（AHCPR），1993（現，Agency for Healthcare Research and Quality）

過去のデータの集積により，医学的根拠が形成されています．臨床現場にて，例えば，EBMを治療に応用するときに，まずは，治療対象が医学的根拠の集団に該当するかどうかをしっかりと把握しておく必要があります．つまり，ヒトとして，人種差がないかどうかは常に検討しておく必要があります．多くのLevelの高い医学的根拠は，海外の論文であることは現時点では否めません．そのため，日本でのLevelの高い医学的根拠が求められていますが，文化の違いなどで，なかなかランダム化比較試験ができていないのが現状です．今後の臨床研究に期待したいところです．

　さて，何もないところから始められませんから，海外の多くの報告を参考にして，現在，多くの診療のガイドラインが作成されています．ガイドラインのよいところは，多くの専門家が作成し，多くの論文が引用されていることです．そのため，ガイドラインを参考とする診療が必要ですから，第4章でもガイドラインに基づくアレルギー性疾患の診かた，考えかたを紹介します．例えば，服を買うときに，既製品のサイズがガイドラインです．それを，個々の患者にあわせて寸法を修正するのが，臨床現場です．

■医療紛争に備えて知っておくべき法知識

　臨床現場では，一所懸命に診療しても，結果が悪い場合に，医療過誤の事案に巻き込まれることがあります．そこで，ここでは，法律関係を解説します．

　ガイドラインには多くの医学的根拠が含まれています．医学的根拠は医学的水準と推定されていますので，ガイドラインは医療過誤紛争において医学的水準と評価される可能性があります．医療過誤とは，医療事故によって発生した患者側の不利益，損害を事後的

に金銭によって補償・賠償する責任です．民事責任では民法709条に基づき，医療過誤により患者側に発生した損害を金銭によって賠償することになります．損害賠償請求権は，
- 不法行為に基づく損害賠償請求権（民法709条）
- <u>債務不履行</u>に基づく損害賠償請求権（民法415条）

の2つがあります．

> 債務不履行は，簡単にいうと，借りを返さないとか契約通り行動しないことです．

　不法行為による損害賠償請求権と債務不履行に基づく損害賠償請求権の違いとしては，時効において差があります．時効とは，ある権利が一定の期間行使しないと，消滅することをいいます．
- 不法行為責任については民法724条で，被害者または法定代理人が損害および加害者を知ったときから3年で時効になります．不法行為から20年経過しても時効が成立します．
- 債務不履行責任は，債務不履行による損害賠償請求が可能な時点（医療訴訟の場合は患者が医師の治療に不完全な点があったことを知ったとき）から10年で消滅時効が成立します．

　医療事故・医療過誤があったとき，まず，どのような法律に該当する行為であるか？ということが最初に検討されます．例えば，刑法であれば，傷害罪などが適用されるのかどうかを検討することになります．医療過誤の刑事の場合は，業務上過失傷害罪，または，業務上過失致死罪になります．民法では，上述の通り，不法行為か債務不履行か判断されます．

　さらに，以下の3点を中心に法的に検討されていきます．

因果関係はあるのか？
責任能力はあるのか？
違法性阻却はないのか？

> 法律の条文に該当する犯罪でも，他の法律によって違法でないと決めている場合をいいます．例えば，手術は傷害罪ですが，医師法によって，違法性がなくなっています．

さらに様々な点が争点になりますが，ガイドラインとの関係では，注意義務としての医療水準が争点になりえます．

1. 因果関係について

裁判所での因果関係についての立場としては，訴訟上の因果関係の立証は，一点の疑義も許されない自然科学的証明ではなく，経験則に照らして全証拠を総合検討し，特定の事実が特定の結果発生を招来した関係を是認しうる高度の蓋然性を証明することであり，その判定は，通常人が疑いを差し挟まない程度に真実性の確信を持ちうるものであることを必要とします．このことで，司法解決による被害者救済の理念がみえ，医師側に立たない可能性があります．本来，法学的真実と医学的（自然科学的）真実は一致すべきでありますが必ずしも一致しない可能性があります．高度の蓋然性については，80～90％程度以上の確率をもって証明する必要があります．

> 法律用語はわかりにくいですよね．100％因果関係あることでなく，一般人が予想できそうな因果関係でよいわけです．

> 起こる可能性のことです．

> 高い数字にみえますが，一般の人でも因果関係がわかる確率です．専門家が50％の確率と判断しても，一般人が80％の確率と判断すれば，因果関係はありになります．

2. 責任発生要件

まれですが，故意については弁解の余地はありません．つまり，「責任はあり」と認定されます．

医療行為に過失が認められる場合で，まずは，過失とは，行為者の一定の注意義務違反です．注意義務違反には大きく2つあります．

① 結果予見義務違反（予見可能性があったのに不注意で予見できなかった）
② 結果回避義務違反（予見された結果を回避できたのに不注意で回避しなかった）

第3章　EBMの診かた・考えかた

　過失責任に対して危険責任（危険を作り出した者は，その責任から発生した結果に対して責任を負うべきである）の結果責任は医療事故には馴染まないと考えられます．

　実際には裁判で問われているのは，
- 一般に医療行為に社会的相当性を逸脱した違法性が認められる場合
- 患者の生命・身体が侵害されたという結果で損害の発生した場合
- 過失，違法性のある医療行為と結果との因果関係がある場合
- 違法性阻却事由がないこと
- 責任能力があること（医師は医師免許制度により責任能力はあるとされる）

になります．

　過失について考えるときには，注意義務について考える必要があります．医療行為による善管（善良なる人による管理）注意義務では，人の生命および健康を管理する業務に従事する者として，危険防止のために経験上必要とされる最善の注意を尽くして診療に当たる義務と判断されます．
- 信頼責任的側面（専門家としての高度の学識，技術を身につけているという期待と宣言）
- 危険責任的側面（医師の不注意によって破壊的結果を招きうること，相応の高度な注意）

の2つの側面があります．

　医療水準では，診療当時の臨床医学の実践における医療水準が適用されます．実践としての医療水準とは，専門家レベルで現に一般普遍化した医療の現在の実施レベルであると判断されており，ガイドラインと

> 危険はそもそも病気であるため，危険を作り出した者は患者になってしまいます．医師が危険を作り出したとするなら，医療行為が危険となり，医療行為は成り立たない．100％安全な医療行為はありません．

> 繰り返しますが，一般的な法律には違反しているけれども，特別の法律で違反していないと決めている場合．法律の世界では，一般法より特別法が優先されます．例えば，外科手術の場合，一般法である刑法の傷害罪になりますが，特別法である医師法によって違法でないと規定されていますので，違法でないと判断されます．これを違法性阻却事由といいます．結構重要なことです．

の関係が問題となります．

　以前は，医学的水準について，医療機関の性格，規模などを考慮しないで，一般開業医を基準に，かつ，全国一律のものとみて，ある治療法が有効な治療法であるという知見が普及定着していたかどうかの観点から判断されていましたが，平成7（1995）年の姫路日赤事件（最高裁平成7年6月9日判決）以降，医療機関ごとに個別に判断する相対説に基づく立場になっております．「ある新規の治療法の存在を前提にして検査・診断・治療などに当たることが診療契約に基づき医療機関に要求される医療水準であるかどうかを決するについては，当該医療機関の性格，所在地域の医療環境の特性などの諸般の事情を考慮すべきであり，右の事情を捨象して，すべての医療機関について診療契約に基づき要求される医療水準は一律に解するのは相当でない」という判旨が述べられています．

　医療水準の確立には，新規治療法の有効性と安全性の是認とその普及の2つの過程があり，まずは，新規治療法の有効性と安全性において，重要なのが，医学的根拠（エビデンス）になります．ただ，司法の場では，高いレベルの医学的根拠（エビデンス）を必要とされていなくて，既存治療の有効性と安全性に比較されて，相対的に判断されます．普及についても，知識の普及と施設，設備，技術の普及の2つに分けて考えられており，知識の普及は論文，学会，マスコミなどの報道で比較的短い時間で普及するとされており，施設，設備，技術の普及は難易度，必要とされる施設，器具の性質，財政上の制約などで，時間を要すると考えられています．知識の普及については，医師には「絶えず研さんし，新しい治療法についてもその知識を得る努力をする義務」（最高裁昭和63年1月19日判決）が認められています．施設，設備，技術の普及におい

> 医療機関の規模などによって医療水準が異なります．大学病院と開業医での診療できる範囲が異なることです．

ては，その治療ができる施設への転医義務の問題になっています．

3. 医療訴訟でのガイドラインに対する考え方

以下，裁判での考え方です．「一般に診療ガイドラインは，作成時点で最も妥当と考えられる手順をモデルとして示したものであることが認められ，具体的な医療行為を行うにあたって，ガイドラインに従わなかったとしても，直ちに診療契約上の債務不履行または不法行為に該当すると評価することができるものではないが，当該ガイドラインの内容を踏まえた上で医療行為を行うことが必要であり，医師はその義務を負っている」と解されると判例は判断しています．

ガイドラインに則った診療を行い，結果が悪かった場合は，医師側としては，診療行為はガイドラインに従ったもので，医療水準を満たした適法なものであると主張できます．

ガイドライン外の診療を行い，結果が悪かった場合は，原告側は，診療行為はガイドラインに則っておらず，医療水準を満たない違法なものと主張することになり，医師側は，当該患者に対して，ガイドラインの直接の適用が困難な個別的事情があったと反論することになります．

現時点では，ガイドラインに基づいた治療による医療事故が争点になった事例はありませんが，法は人が作ったもの，例外のない規則はありません．ただ，ガイドラインそのものが誤りであることを証明することは難しいです．

> ガイドラインに基づき，いかに臨床現場で個別によりよい治療を目指して修正できるかが重要になってきます．

4. 添付文書と医師の過失について

添付文書は，薬事法52条で，記載事項が決められ，

医療従事者が読むために書かれた医薬品の説明書です．この添付文書に記載された使用上の注意に従わないで医薬品を使用して，医療事故が発生した場合，「医師が医薬品を使用するに当たって右文書（添付文書）に記載された使用上の注意事項に従わず，それによって医療事故が発生した場合は，これに従わなかったことにつき特段の合理的な理由がない限り，当該医師の過失が推定されるものというべきである」と判断されています（ペルカミンS事件（最高裁平成8年1月23日判決））．つまり，添付文書に記載された使用上の注意事項に従うことが医師の注意義務であることが示され，医師側が，添付文書に従わなかった合理的理由を証明する必要がでてきます．

　さて，ガイドラインにあって，添付文書にないときに，その治療については今後，判例を待つことになりますが，医療における法律環境は非常に脆弱です．例えば，小児科において，添付文書通り治療していると，適用のない薬が多数ですし，しかも，蕁麻疹ガイドラインでH_2ブロッカーの使用が記載されていますが，添付文書上，認められていません．添付文書通りのみ治療し，患児のQOLの低下，症状の悪化，進行したとき，法律上，問題ないとしても，医療過誤において，医療裁量権を逆に指摘される可能性もあります．

　個人的には，医師の裁量権を認め，結果責任に関する免責を認めるべきと考えているものの，その法的整備がない以上，診療に当たっては，1例1例，丁寧に診療していくしかないのが現状です．それを踏まえて，診察場での診かた，考えかたをガイドラインから紐解きたいと思います．

> ガイドラインに記載があるにもかかわらず，治療しなかった理由を申し立てる必要がでてくるかもしれません．

さらに，医療過誤が発生する一因としては，コミュニケーション，説明不足があります．人はつい，都合のよい部分しか理解していないことがあるために，病態説明には，文章を用意するなどしておく方がよいと思われます．また，同意書も可能ならとっておくことで，理解したかどうかの1つの証拠になります．

　医療過誤裁判では，誰があることを言ったか，言わなかったのかということが争いになりますので，カルテ記載は重要です．

■コミュニケーションスキルについて

　自分自身しっかりできているとは思いませんが，努力していることを以下，述べていきます．小児科医では，診察室に入るときから診察が始まっています．子どもが一人で歩いて入ってきたのか，抱っこされてきたのかなどを観察します．予約外来で，予定時間より遅くなったときには，一言「お待たせしました」という言葉をかけましょう．たった一言で，待ち時間の苦痛が取れることがあります．また，予約以外で，待ち時間を生じたときには，「お待たせして申し訳ありません」などのような一言があるだけで，保護者の気持ちは変わってきます．保護者の場合は，子どもに関わりながら待っているので，子どもがしんどいときには，どうしても，待ち時間が長く感じることがあります．とはいえ，医師は1人であるときには，どんなに頑張っても早くすることができないので，待ち時間を待ち時間と思わせないような工夫も大切かもしれません．その意味では，子どもの好きなビデオを流すのも1つの方法です．

① 傾聴
　問診の基本になります．人は話すことは得意でも

黙って聞くのは難しいことがあります．なるべく，保護者や子どものいうことに耳を傾けます．息継ぎなどのときに，相槌を打つことは大切です．というのも，ただ，黙って聞いているだけでは，聞いてもらっているのかどうか話している方は不安になります．そのときに，できれば，視線は正面ではなく，斜め90度で位置した方がいいでしょう．

② 同調

信用してもらうためには，同じ目線になる必要があります．小児科では，子どもと保護者が診察室にいますので，問診は保護者，診察時は子どもが中心になります．そのため，問診中は，保護者となるべく，顔と顔を時々合わすようにします．訴えに対しては，訴えを反復することで，同調できます．「咳がひどい」という訴えには，「咳がひどいのですね」という感じです．主訴についても，反復します．子どもを診察するときには，子どもが嫌がるかもしれませんが，子どもの視線まで，視線を下げることが必要です．子どもでも，しっかりと相手をみています．スキンシップの意味では，関係ない動作も有効なことがあります．把握反射を利用して，手を握るのも大事なスキンシップになります．保護者に同調すること，子どもにも同調することが大切です．

③ 質問

患者の考えを引き出すには，オープンクエスチョンがよいといわれています．「どうしましたか？」「どんなことに困っていますか？」など，「はい」「いいえ」で答えられない質問をオープンクエスチョンといいます．そこからクローズドクエスチョンで，絞っていく必要があります．クローズドクエスチョンは，「はい」「いいえ」で答えられる質問です．「かゆいですか？」「寝ているときに咳がひどいですか？」など速やかに

診断していくために，必要ですが，すべて，クローズドクエスチョンでは，最初のところで重要な情報が引き出せないのと，どんどん違った方向に向かってしまうので，オープンクエスチョンとをうまく使い分けましょう．

④ 提案

傾聴と質問，診察によって，ある程度，診断することができたときに，その治療を提案することになります．以前は，医師が治療方法を選択することが当然のようでしたが，今は，インフォームドコンセントといって，患者の同意が必要になります．そのため，治療方法を提案するときには，可能であれば，複数挙げ，その長所と短所を説明します．とはいえ，医学的知識がなければ，判断できないことが多々ありますから，まずは，自分ならどうするのかを提案していきます．

⑤ ともに治療していく

自分ならどうするかを提案することで，ともに治療を行っていくことになります．薬を処方しても正しく使用されなければ，効果はありません．アドヒアランスを高めるためにも，治療についても一体感が必要になります．そのときに，治療が辛いときには同情し，治療効果がでてきたときにはともに喜ぶことができたら理想だと思います．そのためには，特に，慢性疾患においては，ゴールを示すことが大切です．さらに，人はツライ経験もよい経験もつい時間とともに忘れていきます．「今コントロールがよいのは，継続しているから」「怠薬時に，例えば喘息発作が起こってツライ思いをしたね」など，できるだけ，記憶を維持させることでアドヒアランスを高めたいものです．

以上，私自身が，様々な書籍を読むことで得た知識です．

コミュニケーションをしっかりととることで，仮に結果が患児にとって悪い場合でも受容できることがあります．さらに，良い結果だけでなく悪い結果の場合を示し，臨床経過の中で再受診するタイミング，症状などは説明しておきたいものです．

「後医は名医」といいますが，後医の一言でトラブルになることもあります．

その場でないと判断できないことは自覚しておきましょう．予想は伝えるようにしていますが，予想は予想であることを理解してもらうようにしています．

> 実際にできているかどうかは，自分では評価できず，他人が評価することなので，あえて，自己評価は省略します．ただ，この章は，ある意味，私でないとできない章ではないかと思っています．

4 小児に多いアレルギー性疾患の診かた・考えかた

　小児アレルギー性疾患に関しては，まずはしっかりと定義をしておきましょう．なぜなら，診断するためには，定義がしっかりとしていないと，診断できないからです．さらにガイドラインを踏まえて一歩進んだアレルギー性疾患の診かた，考えかた，そして，診察場での診かた，考えかたを本文外に吹き出し形式で紹介します．

　では早速，子どもに多い食物アレルギー，アトピー性皮膚炎，気管支喘息，アレルギー性鼻炎，特に花粉症について考えてみたいと思います．

A 食物アレルギー

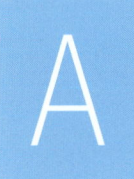

■**定義**

　食物アレルギー診療ガイドライン2012によれば，「食物によって引き起こされる抗原特異的な免疫学的機序を介して生体にとって不利益な症状が惹起される現象」のことをいいます．

　免疫学的機序を介しますので，IgE依存性反応と非IgE依存性反応，そして両者の併存に分かれます．免疫でいえば，液性免疫と細胞性免疫とその両者に分かれるのと同じことです．食物の侵入経路によって様々な病態を起こします．抗原特異的ですから，感作が成立しています．感作経路も問題になりますが，現在，

> 食べてもいないのに，特異的IgEが陽性になるのは，なぜでしょう？
> 少なくともアレルゲンが体内に侵入しないとIgEは産生されません．経胎盤感作，経母乳感作，経皮感作が考えられています．恐らく，すべてが原因になり，感作経路は個々のケースで異なるのではないでしょうか？ただ，現在，有力な説は，経皮感作です．

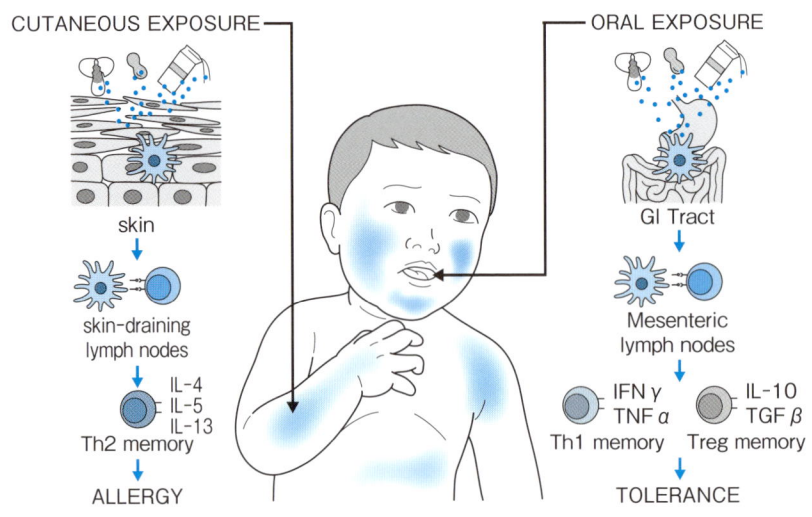

図14 経皮感作と経口耐性
（Lack G. Epidemiologic risks for food allergy. J Allergy Clin Immunol. 2008 121: 1331-6）

A． 食物アレルギー

経口，経皮，経気道感作が考えられています．

食物アレルギーでは，経皮でアレルギーになり，経口では耐性になるという仮説の図です（図14）．

■食物アレルギーの病態

① 経口　IgE依存性反応　　アナフィラキシー，口腔アレルギー症候群など

　　　　非IgE依存性反応　新生児・乳児消化管アレルギーなど

② 皮膚　IgE依存性反応　　接触蕁麻疹，アトピー性皮膚炎など

　　　　非IgE依存性反応　接触性皮膚炎など

③ 吸入　IgE依存性反応　　Baker's Asthma

④ 注射　IgE依存性反応　　インフルエンザワクチンなど

> 経皮感作を防ぐためには，できるだけ早期にスキンケアを行うことが有用です．幸い，乳児のステロイド外用薬の副作用は少ないので，湿疹は，早期に治した方がいいかもしれません．

これらの食物アレルギーの病型を表7にまとめて示します．

海外での報告では，自己申告による食物アレルギーの有病率は小児で12％，成人で13％であったと報告されています．さらに，問診と負荷試験による報告では，英国において2006年で1歳児5.5％[1]，6歳児2.5％[2]，フランスにおいて2005年で9〜11歳の学童2.1％[3]，デンマークにおいて2005年で3歳児2.3％，3歳以上1.0％，成人3.2％[4]でした．

> 食物アレルギーは，食文化も環境も日本と海外では異なるために，日本のデータを重視した方がいいでしょう．ただ，世界的には，乳児に多く，学童で減少し，1〜5％の有病率と考えられます．

---

1) Venter C, et al. Incidence of parentally reported and clinically diagnosed food hypersensitivity in the first year of life. J Allergy Clin Immunol. 2006; 117: 1118-24.
2) Venter C, et al. Prevalence of sensitization reported and objectively assessed food hypersensitivity amongst six-year-old children: a population-based study. Pediatr Allergy Immunol. 2006; 17: 356-63.
3) Pénard-Morand C, et al. Prevalence of food allergy and its relationship to asthma and allergic rhinitis in schoolchildren. Allergy. 2005; 60: 1165-71.
4) Osterballe M, et al. The prevalence of food hypersensitivity in an unselected population of children and adults. Pediatr Allergy Immunol. 2005; 16: 567-73.

表7 臨床病型

臨床型	症状	発症年齢	原因食物	検査	アナフィラキシーの可能性	機序	予後
即時型症状	蕁麻疹，アナフィラキシーなど	乳児期から成人期	乳幼児では鶏卵，牛乳，小麦など　学童から成人では甲殻類，魚類，小麦，果物，ソバ，ピーナッツ類	特異的IgE　皮膚検査　経口負荷試験	(++)	IgE依存性	鶏卵，牛乳，小麦，大豆など多くは寛解するも，甲殻類，魚類などの多くは寛解しにくい
アトピー性皮膚炎	湿疹	乳児期	鶏卵，牛乳，小麦，大豆などが多い	特異的IgE　皮膚検査	(+)	主にIgE依存性	多くは寛解
新生児・乳児消化管アレルギー	嘔吐，血便，下痢などの消化器症状	新生児期から乳児期	牛乳が大半．大豆，コメの報告も	アレルゲン特異的リンパ球刺激試験	(±)	主に非IgE依存性	多くは寛解
食物依存性運動誘発アナフィラキシー	アナフィラキシー	学童期から成人期	小麦，エビ，カニなど	誘発試験	(+++)	IgE依存性	寛解しにくい
口腔アレルギー症候群	咽頭痛，口唇の腫脹	学童期から成人期	果物，野菜類	特異的IgE　Prick-by-prick test　経口試験	(±)	IgE依存性	寛解しにくい

(厚生労働科学研究班による食物アレルギーの診療の手引2011より改変)

　一方，日本において，乳幼児では，多くの報告で5〜10%とされ，学童期になると，平成16(2004)年の文部科学省調査で2.3〜2.6% [5]，全国学校栄養士協議会の報告では1.3〜1.6% [6] と報告され，年齢が高くなるにつれて，有病率が下がっています．乳幼児

> この病型はできれば，おさえておきたいものです．多いのは即時型症状ですが，新生児を診る医師にとっては，新生児・乳児消化管アレルギーの方が頻度は高いでしょうし，内科医なら，学童以降の小児を診ることが多いと，食物依存性運動誘発アナフィラキシーの患児を診ることが多いかもしれません．

---

5) アレルギー疾患に関する調査研究報告書．アレルギー疾患に関する調査研究委員会．文部科学省．2007．
6) 今井孝成，他．学校給食における食物アレルギーの実際．日児誌．2005; 109: 1117-22.

A. 食物アレルギー

表8 年齢別原因食品

年齢群	0歳	1歳	2,3歳	4〜6歳	7〜19歳	20歳以上	合計
症例数	1270	699	594	454	499	366	3882
第1位	鶏卵 62.1%	鶏卵 44.6%	鶏卵 30.1%	鶏卵 23.3%	甲殻類 16.0%	甲殻類 18.0%	鶏卵 38.3%
第2位	牛乳 20.1%	牛乳 15.9%	牛乳 19.7%	牛乳 18.5%	鶏卵 15.2%	小麦 14.8%	牛乳 15.9%
第3位	小麦 7.1%	小麦 7.0%	小麦 7.7%	甲殻類 9.0%	ソバ 10.8%	果物類 12.8%	小麦 8.0%
第4位		魚卵 6.7%	ピーナッツ 5.2%	果物類 8.8%	小麦 9.6%	魚類 11.2%	甲殻類 6.2%
第5位			甲殻類 果物類 5.1%	ピーナッツ 6.2%	果物類 9.0%	ソバ 7.1%	果物類 6.0%
第6位				ソバ 5.9%	牛乳 8.2%	鶏卵 6.6%	ソバ 4.6%
第7位				小麦 5.3%	魚類 7.4%		魚類 4.4%

各年齢群において5%以上占めるものを記載している.
(Akiyama H, et al. Japan food allergen labeling regulation-history and evaluation. Adv Food Nutr Res. 2011; 62: 139-71)

の食物アレルギーは年齢とともに，アウトグローすることが多いのですが，一部，寛解しない例があります．成人でも少ないのですが，やはり食物アレルギーがあります．小児との大きな違いはアレルゲンの違いが挙げられます（表8）.

食物は経口摂取されると，口腔で咀嚼され，唾液で一部消化され，胃酸，消化酵素によって消化され，腸において栄養として吸収されます．食物は消化酵素によって低分子量に変化することでアレルゲン性が低下します．したがって，小児では胃酸のpHが高いこと，消化酵素の働きが強くないことなどが，食物アレルギーの有病率が高いことにつながっているのかもしれませんし，成長に伴ってこれらの条件が変化することで，食物アレルギーがアウトグローする可能性が示唆

> 食物アレルギーの原因として多いのはタンパク質です．成人では，小麦，魚介類，甲殻類が原因として多いです.

されています．

　表8のように，乳幼児期には，鶏卵の頻度が高く，学童期以降では甲殻類が多くなっています．鶏卵による食物アレルギーは耐性（食べても症状がでなくなる）を獲得しやすいのですが，甲殻類は耐性を獲得しにくいことから，乳幼児の食物アレルギーは治りやすく，学童期や成人の食物アレルギーは治りにくいといえます．

　ある程度の年齢まで寛解しないまたは耐性獲得できていない例について，経口減感作療法が行われつつあります．今までの一生除去することから，食べて治すという考え方は，食物アレルギー患児にとっては朗報といえます．ただし，全例，耐性獲得できるわけではありませんので，慎重な対応が望まれます．

> 鶏卵は，タンパク質が豊富でビタミンDも含まれています．できれば，制限したくないのですが，症状がでれば，その間は除去になります．乳幼児では，卵を食べたとわからないときには，食品の成分表から推定し，鶏卵が含まれていたら，原因食材の1位が鶏卵ですので，鶏卵の可能性が示唆されます．

■食物アレルギーの症状

　摂取後1時間以内に症状を発現した場合は，皮膚症状88.6％，呼吸器症状26.8％，粘膜症状23.8％，消化器症状13.8％，ショック症状は10.9％でした．
　実際の症状として，
　皮膚…所見：蕁麻疹，血管性浮腫，紅斑，湿疹
　　　　症状：瘙痒，灼熱感
　粘膜…眼　　所見：結膜充血・浮腫，眼瞼浮腫
　　　　　　　症状：瘙痒感，流涙
　　　　鼻　　症状：鼻汁，鼻閉，くしゃみ
　　　　口腔　所見：口腔・口唇・舌の腫脹
　　　　　　　症状：口腔・口唇・舌の違和感
　呼吸器…所見：陥没呼吸，チアノーゼ
　　　　　症状：咽喉頭違和感・瘙痒感・絞扼感，嗄声，嚥下困難，咳嗽，喘鳴，胸部圧迫感
　消化器…症状：悪心，嘔吐，腹痛，下痢，血便
　神経…頭痛，活気の低下，不穏，意識障害

> 時々，数時間後に症状が発現することがあるので，注意が必要です．その原因は不明ですが，吸収などの影響ではないかといわれています．

A. 食物アレルギー

表9 アナフィラキシーのグレード分類

グレード	皮膚	消化器	呼吸器	循環器	神経
1	〈限局性〉 ・瘙痒感, 発赤, 蕁麻疹, 血管性浮腫	・口腔の瘙痒感・違和感 ・口唇腫脹	・咽頭の瘙痒感, 違和感	―	―
2	〈全身性〉 ・瘙痒感, 発赤, 蕁麻疹, 血管性浮腫	・嘔気 ・1～2回の嘔吐, 下痢 ・一過性の腹痛	・軽度の鼻閉, 鼻汁 ・1～2回のくしゃみ ・単発的な咳	―	・活動性の低下
3	上記症状	・繰り返す嘔吐, 下痢 ・持続する腹痛	・著明な鼻閉, 鼻汁 ・繰り返すくしゃみ ・持続する咳 ・喉頭瘙痒感	・頻脈（15回/分以上の増加）	・不安感
4	上記症状	上記症状	・咽頭絞扼感 ・喘鳴 ・嗄声 ・呼吸困難 ・犬吠様咳嗽 ・チアノーゼ ・嚥下困難	・不整脈 ・血圧低下	・不穏 ・死の恐怖感
5	上記症状	上記症状	・呼吸停止	・重篤な徐脈 ・血圧低下著明 ・心停止	・意識消失

すべての症状が必須ではない. 症状のグレードは最もグレードの高い臓器症状に基づいて判定する.
グレード1はアナフィラキシーとはしない.
(Sampson H, et al. Anaphylaxis and emergency treatment. Pediatric. 2003; 111: 1601-8)

循環器…血圧低下, 頻脈, 徐脈, 不整脈, 四肢冷感, 蒼白 (末梢循環不全)
全身性…アナフィラキシー (2臓器以上の症状) およびアナフィラキシーショック(循環不全)

アナフィラキシーはその程度を評価します (表9). グレードが高くなるほど, アナフィラキシーとしては重症になります. このアナフィラキシーのグレード分類は, 食物負荷試験での陽性の判定にも使用します.

第4章 小児に多いアレルギー性疾患の診かた・考えかた

■食物アレルギーの診断

1. 問診

　何といっても診療の最も大事な基本です．原因食品を特定するためには必須といえます．症状を起こす食品の種類と摂取量，再現性，摂取から症状発現までの時間，症状を起こすときの状況（運動やアスピリンなどの薬剤の有無）などを聴取します．できれば，症状がでたときの製品そのものを持参，または成分表を持ってきてもらうといいでしょう．複数の製品で症状がでた場合は，共通する食品がわかることがあります．また，症状についても，蕁麻疹，咳，咽頭痛，嘔吐，腹痛などの有無をきくことが大事です．

> 医療の基本は，問診です．食物アレルギーの場合，病気の犯人は，アレルゲンである食品です．犯人を捜すのに，聞き込みが重要なのと同じで，症状のでる食品を絞り込んでいきます．検査は物証で説得力があります．しかし，検査で陽性になっても，原因でない場合がありますから，問診により症状がでるかどうかをしっかりと判断すべきです．検査だけでの除去は，不要な除去となり，小児の成長という面からみてマイナスになってしまう可能性があります．実際，臨床現場で，特異的IgEが高値でも，その食品を食べられることがあります．

2. 検査

a）皮膚テスト

　主に皮膚プリックテストが施行されます．ヒスタミンH_1受容体拮抗薬，抗アレルギー薬，ステロイド薬を使用している場合は事前に中止します．皮内テストは偽陽性が高く，アナフィラキシーの危険性があるため食物アレルギー検査では施行しにくいです．

　Prick-by-prick testは，新鮮な野菜や果物を用いて，それらを穿刺した針で直接穿刺する検査で，主に，口腔アレルギー症候群の診断検査に用います．

- **プリックテストの方法**：前腕屈曲で行います．アレルゲンは，生の食品，加工食品，粗抗原抽出物，リコンビナント抗原を用います．前腕部で，肘から3cm，手首から5cm離して，施行する各アレルゲンの間隔は，少なくとも3cm置きます．アレルゲンを1滴置き，プリックランセットで皮膚面に対して垂直の角度でアレルゲンを静かに貫いて一度さします．ランセットはアレルゲンごとにアルコールなどの消毒綿で拭きます．1人の

> 小児の前腕は狭いために，検査数が限られてしまいます．一方，血液検査では，保険診療では13項目検査できますので，スクリーニングとしては血液検査の利点が大きいです．一方，プリックテストは，血液検査にない項目，感度がいい，その日に結果がわかるなどの利点がありますので，長所短所をうまく使い分けましょう．

A. 食物アレルギー

患児に1本のランセットを使用します．前腕にあるアレルゲンはティッシュペーパーなどでふき取ります．15分後に判定します．陽性コントロールとして10mg/mLの二塩酸ヒスタミンを，陰性コントロールとして生食を用います．膨疹の直径（最長径とその中点に垂直な径の平均値）を測定します（表10）．

表10 プリックテストの判定法

判定	
4+	ヒスタミンの2倍の大きさ
3+	ヒスタミンと同じ大きさ
2+	ヒスタミンの1/2の大きさ
1+	生食より大きくてヒスタミンの1/2より小さい
−	生食と同じ

2+以上を陽性と判定．

- 皮内テストの方法：前腕屈側でアレルゲン溶液0.02mLを26Gの皮内針で皮内に注射します．15分後に判定します．15〜20分で蕁麻疹様膨疹，偽足様突起などがあれば陽性です（表11）．皮内テストのみでアナフィラキシーが発生する可能性があるために，まずはプリックテストが推奨されています．遅延型アレルギー反応もあるので，数時間後と48時間後にも観察した方がよいです．

表11 皮内テストの判定法

判定	膨疹（mm）	発赤（mm）
陰性（−）	0〜5	0〜9
疑陽性（±）	6〜8	10〜19
陽性（+）	9〜15	20〜30
強陽性（++）	16以上	40以上

ファディア社のイムノキャップが使われることが多く，感度，特異度もアレルゲンによりますが，よいといわれています．マストイムノシステムズⅡ-S，MASTと略されていますが，溶血するとデータが不正確になります．乳幼児での採血は困難ですので，溶血に影響しないイムノキャップがよいかもしれません．

b）血液検査

非特異的IgEと特異的IgEを測定します．非特異

的IgEでは，全体のアレルギー体質を，特異的IgEで感作状況を把握します．鶏卵，牛乳，小麦では，特異的IgE価と食物負荷試験陽性率の関連を示すprobability curve（図15, 16）を参考にすることで，実際に食べて症状がでるかどうか予想ができます．例えば，卵白なら，特異的IgE抗体価の値が0歳で

> 年齢が高くなるほど，カーブが右方に偏位しています．これは，IgEは年齢とともに上昇すること，年齢とともに寛解していくことが多く，年齢が高くても特異的IgEの値が高い場合は，経口免疫療法などの治療が必要になるかもしれません．

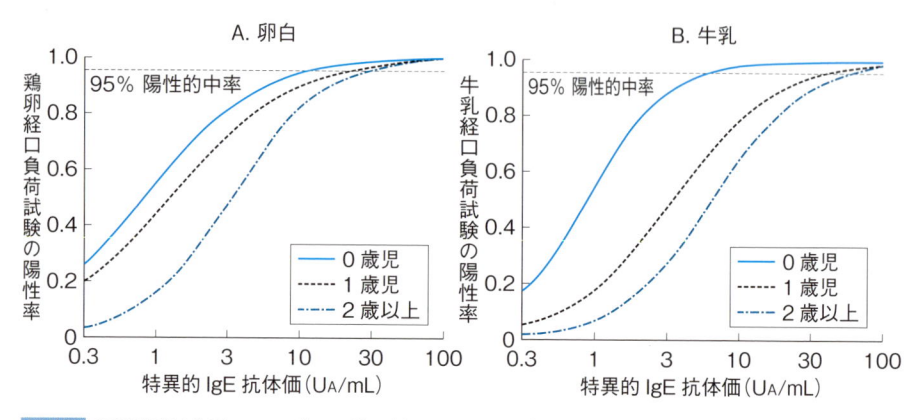

図15 加熱鶏卵/牛乳アレルギーと特異的IgE抗体価プロバビリティーカーブ
(Komata T, et al. The predictive relationship of food-specific serum IgE concentrations to challenge outcomes for egg and milk varies by patient age. J Allergy Clin Immunol. 2007; 119: 1272-4)

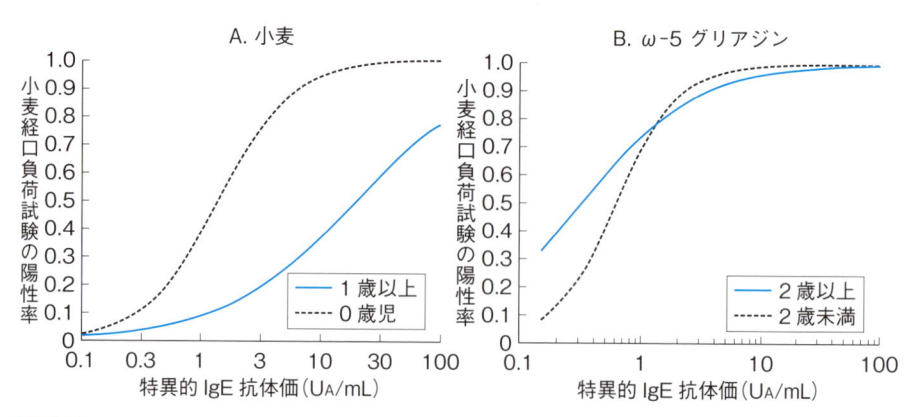

図16 小麦とω-5グリアジン特異的IgE抗体のプロバビリティーカーブ
(Ebisawa M, et al. Clinical utility of IgE antibodies to ω-5 gliadin in the diagnosis of wheat allergy: a pediatric multicenter challenge study. Int Arch Allergy Immunol. 2012; 158: 71-6)

10U_A/mL ならば，95％の確率で負荷試験すると陽性になるという意味で，2歳で10U_A/mL ならば，80％の確率で負荷試験すると陽性になるという意味です．

ただし，あくまで，予想ですから，最終的には，経口食物負荷試験が重要になってきます．食物負荷試験は，陰性なら安心して行えますが，陽性なら患児にも苦痛となりますので，その施行時期にいろいろと苦慮することが多いです．

好塩基球ヒスタミン遊離試験 basophil histamine releasing test（HRT）は，アレルゲンに反応する末梢血好塩基球が遊離するヒスタミンを測定します．採血後，末梢血好塩基球に in vitro にてアレルゲンで刺激します．ヒスタミンH_1受容体拮抗薬，抗アレルギー薬を中止しなくても検査可能なこともありますが，偽陰性を避けるためには，ヒスタミンH_1受容体拮抗薬，抗アレルギー薬を採血前3～7日間は中止します．陽性コントロールである抗ヒト IgE 抗体刺激でも反応しない low-responder がありますので，検査については，施行または解釈には注意が必要です．つまり，アレルゲン刺激での反応が陰性でも，陽性コントロールで陰性であれば，陰性と断定できません．現在，鶏卵，牛乳，小麦について有用性があるといわれています．

症例提示では，ヒスタミンH_1受容体拮抗薬内服でも陽性になりました．

3. 負荷試験

まずは食物除去試験を行います．原因と推定された食物を約2週間加工品も含めて完全除去し，症状が改善するかどうかを診療します．母乳にもアレルゲンが含まれますので，可能なら，母親も除去するのが望ましいです．いったん，症状が改善すれば，次に食物経口負荷試験を行います．

◆食物経口負荷試験

実際に食べて症状が発現しますので，信頼性の高い試験である一方，アナフィラキシーなどの症状を誘発する可能性がありますから，安全性の確保は大事になってきます．

安全性については，医療従事者（医師，看護師）の監視が必要で，アナフィラキシー治療のために救急医薬品の準備が必要です．体調に注意し，少量から開始して，症状が出現したら中止し，治療を速やかに開始できる体制が必要です．検査の必要性を説明し，リスクの高い場合は，同意書を取っておく必要があります．

検査の目的には2種類あります．
① 食物アレルギーの確定診断
原因と考えられている食品を実際に食べることで症状が発現すれば，陽性として，原因食品を同定する
安全摂取可能量を決定する
② 耐性獲得の診断
食物アレルギーを確定診断すれば，アレルゲン除去が基本治療になり，一定の期間の除去してから，その除去の解除が可能かどうかの検査

検査方法は，オープン試験，single-blind food challenge, double-blind placebo-controlled food challenge があります（表12）．名前の通り，検者（医師，看護師）と被験者（患児）が内容を知っているかどうかです．

> **サイエンスと実際**
> 科学的根拠としては，double-blind placebo-controlled food challenge は，被験者のバイアスが入りませんので，再現性もよく，推奨される検査です．しかし，実際に，double-blind placebo-controlled food challenge で耐性獲得したと診断しても，家庭では，実物を食することになったときに，本人は，知った上で食べますので，オープン試験のような状態になってしまいますから，症状を訴える可能性があります．したがって，オープン試験でも検査としても捨てたものではありません．より現実的かもしれません．これが，恐らく，EBMとCBMの違いかもしれません．

表12 検査方法

	検者	被験者
オープン試験	知っている	知っている
single-blind food challenge	知っている	知らない
double-blind placebo-controlled food challenge	知らない	知らない

症状が客観的に発現した場合は，判断が簡単ですが，腹痛，咽頭痛などの主観的な症状の場合は，被験者の訴えが中心になります．そのため，オープン試験の場合は，被験者の症状発現への懸念から，本来陰性であっても症状を訴える可能性があります．そのため，診断については正確といえるのが，double-blind placebo-controlled food challengeです．一方，耐性獲得の診断では，double-blind placebo-controlled food challengeで陰性で，解除しても，症状を訴える可能性があります．というのも，家庭では，食品そのものが患児にわかってしまう場合があり，オープン試験と同じことが起きます．

◆負荷試験食品の種類と負荷開始量，総負荷量，分割摂取方法

負荷試験食品の種類と開始量，総負荷量については，ケースバイケースです．

摂取開始から次の摂取まで15〜30分間隔で増量していきます．

● 卵の場合

ゆで卵（煮沸20分），全卵，卵黄を使用します．
卵黄1gから開始して，1→2→4→8gで総負荷量が15gとなり，17〜18gで卵黄1個に相当します．総負荷量は1個です．
卵白1g（約1/32個）から開始して，1/32→1/16→1/8→1/4→1/2個で総負荷量が卵白1個に相当します．1/4個の量まで増量していくと，総負荷量は1/2個になります．総負荷量は25（1/2）〜50g（1個）です．
全卵微量から開始して，全卵1/16〜1/8個相当まで負荷します．多くは，卵を含む加工品を使用します．

● 牛乳の場合

牛乳そのものを使用します．

重症例では，0.05（1滴）〜0.1mLから開始して，0.1→1→2→4→15mLで総計15〜30mLを総負荷量と考えます．

症状が出にくい可能性があるときには，1〜5mLから開始して，1→5→10→25→50→100mLで総計100〜200mLを総負荷量と考えます．

● 小麦の場合

ゆでうどんを使用します．

ゆでうどん0.5〜1gから開始して，0.5gは約2cmです．0.5→1→2→4→8→15gで総計15〜30gの場合と1→2→5→15→25→50gで総計50〜100gの場合があります．

● 大豆の場合

豆腐を使用します．納豆，きなこなども使用します．

豆腐1gから開始して，1→2→5→15→25→50gで総計50〜100gの場合があります．

● 魚の場合

煮魚，焼魚と使用します．ツナ缶なども使用します．

魚1gから開始して，1→2→4→8→15→30gで総計30〜60gの場合があります．

できれば，鮮度良い魚を使用します．

◆ 負荷試験前に中止する薬剤

負荷試験前に中止する薬剤は，1カ月程度前から経口ステロイド薬，72時間前にヒスタミンH_1受容体拮抗薬，24時間前にロイコトリエン受容体拮抗薬，12時間前にβ_2刺激薬，テオフィリン，経口クロモグリク酸ナトリウム，Th2サイトカイン阻害薬です[7]．

主に半減期などを参考に算出されていますが，服用

A. 食物アレルギー

期間，服用量によっても異なるので，あくまで一定の目安です．特に，摂取可能な量を決めるときには，閾値が問題になりますので，中止すべきと考えられます．

> 上記の薬は閾値を上げる可能性があります．継続治療しながら，食べていくのであれば，中止せずに，負荷試験を行うのも1つの方法かもしれません

■食物アレルギーの治療

アレルギーの治療の基本はアレルゲン除去になります．そのため，食物アレルギーでは，食事療法が重要になってきます．

1. 食事療法

基本は，原因食品を摂取しない除去食になります．除去食といっても，別メニュー，外食の制限などは家族の負担が多いため，必要最低限の除去が望ましいです．また，小児では発達や成長の面から過度の除去食は避けるべきです．

a) 食品除去の基本
- 原因食品の除去
- 調理などによる低アレルゲン化
- 市販の低アレルゲン化食品の利用
- 原因食材の含有のない製品の利用

b) 食品別の食事療法

◆卵

タンパク質が豊富なので，除去する場合，他の動物性，植物性タンパク質摂取で補充する必要があります．

加熱によりアレルゲン性が低下します．主に，オバ

> 卵の場合，加工品，つなぎ，火を通した卵黄，火を通した卵白，半熟と進めていくことが多いです．生卵は個人的には大きくなっても推奨していません．サルモネラ菌の問題があるためです．

---

7) Bock SA, et al. Double-blind, placebo-controlled food challenge (DBPCFC) as an office procedure: a manual. J Allergy Clin Immunol. 1988; 82: 986-97.

表13 牛乳アレルゲン除去調整粉乳

		加水分解乳				アミノ酸乳
		ミルフィーHP（明治）	MA-mi（森永乳業）	ペプディエット（ビーンスタークスノー）	ニュー MA-1（森永乳業）	エレメンタルフォーミュラ（明治）
最大分子量		3,500 以下	2,000 以下	1,500 以下	1,000 以下	―
組成	タンパク質	乳清タンパク質分解物	カゼイン分解物 乳清タンパク質分解物 アミノ酸	カゼイン分解物	カゼイン分解物 アミノ酸	アミノ酸
組成	乳糖	含まない	ごく微量含む（0.06mg/100mL）	含まない	含まない	含まない
組成	大豆成分	含まない	含まない	含む（大豆レシチン）	含まない	含まない
カルシウム（mg）調整100mL あたり		5.4（14.5％調乳）	5.6（14％調乳）	5.6（14％調乳）	6.0（15％調乳）	6.5（17％調乳）
アミノ酸臭		のみやすい ←			→	のみにくい

牛乳アレルギー用のミルクは特有のアミノ酸臭があるため，1歳過ぎてからの利用は難しいことがある．そのままで飲みにくい場合には，果物やココアなどで風味をつけたり，料理に利用するなど工夫する．生後5〜6カ月頃から，離乳食などに利用し始めると継続しやすい．
（厚生労働科学研究班による食物アレルギーの栄養指導の手引2011）

ルブミンは熱に弱く，オボムコイドは熱に強いです．調理方法によってもアレルゲン性は異なります．加熱時間，方法によって異なるので，まずは，加工品，つなぎで使用する場合，加熱した卵，半熟卵，生卵と段階ごとに除去，解除していきます．卵黄は卵白に比べて，アレルゲン性が低いです．卵殻カルシウムの除去は不要です．

◆牛乳

牛乳アレルゲン除去調整粉乳を使用します（表13）.

主要なアレルゲンであるカゼインは加熱による低アレルゲン化が起きにくいです．

加水分解乳やアミノ酸乳では，ビオチン，セレンな

学童期まで牛乳アレルギーが寛解しない場合，少量で症状が発現することが多く，また，経口減感作療法の成績も卵や小麦よりよくないです．学校給食で死亡事故が起きた原因食品です．

A. 食物アレルギー

どの微量元素が十分に添加されていないので、それらの不足に注意します。

乳化剤や乳酸カルシウム、乳酸ナトリウム、乳酸菌は除去の必要はありません。ただし、乳糖は微量の乳成分を含む可能性があるので、注意は必要です。

◆小麦

米を中心にします。グルテン使用品は注意が必要で、加熱しても低アレルゲン化は不十分です。醤油などの調味料や麦茶は症状が出ないことが多いです。麦芽糖は除去の必要はありません。

◆大豆

味噌、醤油、大豆油は使用可能なことが多いです。大豆の場合は個人差が大きいです。

◆魚

魚に含まれるヒスチジンが変化してヒスタミンになり、ヒスタミンそのものを食べて起こるヒスタミン中毒とアニサキスのアレルギーが含まれることが多いので、まずは、魚アレルギーかどうかはしっかりと診断する必要があります。魚は、アレルギーを抑制するビタミンDと多価不飽和脂肪酸を含有しています。主なアレルゲンはパルブアルブミンで、水溶性で熱や酸に対して安定しています。多くの魚に共通しているために、1つだけでなく、複数の魚でアレルギーになります。魚卵は卵白と魚肉とは抗原共通性はありません。

新鮮なものに限定し、家庭における再冷凍は避けるようにします。出汁、缶詰の魚肉は摂取可能なことが多いです。

◆甲殻類

エビとカニは交差性が高いですが、イカやタコ、貝類との交差性は少ないです。筋肉のタンパク質であるトロポミオシンが主なアレルゲンで、水溶性で熱に安定しています。

成人では、食物依存性運動誘発アナフィラキシーの原因は、$\omega 5$-グリアジンであるといわれています。加水分解小麦含有の石けんによる食物依存性運動誘発アナフィラキシーの原因としては、19S-グルパールであると報告されていて、臨床症状が微妙に異なります。

昔は三大アレルゲンといわれましたが、現在は、頻度は減っています。

◆肉類

除去が必要になることは少ないです．卵アレルギーでも鶏肉は大丈夫なことが多く，牛乳アレルギーでも加熱した牛肉は大丈夫なことが多いです．また，人の筋肉に似ているために，特異的IgEが陽性でも症状がでにくいこともあります．だしは大丈夫であることが多いです．

◆果物・野菜

花粉抗原と交差抗原をもつために，花粉症患者で，果物や野菜のアレルギーが多く，主に口だけにアレルギーが生じる口腔アレルギー症候群の原因になっています．

食品でもアレルギー性を有する，IgE抗体結合があるタンパク質分子をコンポーネントといいます．コンポーネントが共通する部分では交差性があり，コンポーネントが加熱などで変化することでアレルゲン性が低下したり，コンポーネントが変わらないことで，アレルゲン性が維持されます．今後，コンポーネントを測定することで，食品の食べ方も変わってくると考えられます．

食事指導については，かなり個別相談が増えてきます．栄養士との連携が必要と思われます．

そのためには，食品の表示は非常に重要になってきます．2002年4月から食品衛生法によって，アレルギーを起こしやすい物質を含む容器包装された加工品には表示が義務化，あるいは推奨されることになりました．義務化されたのは症状が強くでる可能性のある材料になっています．

義務　7品目：卵，乳，小麦，えび，かに，そば，落花生
推奨　18品目：あわび，いか，いくら，オレンジ，キウイフルーツ，牛肉，くるみ，さけ，さば，ゼラチン，大豆，鶏肉，バナナ，豚肉，まつたけ，もも，やまいも，りんご

　食物アレルギーは寛解する可能性があるので，除去食解除の時期を検討する必要があります．1歳から1歳6ヵ月頃が1つの目安になっています．

　除去も解除もかなり個人差が大きいので，現場で判断していくしかないのが現状です．

2. 薬物療法

　食物アレルギーの症状の原因となるのは，ヒスタミンの体内での分泌です．そこで，急性期には，治療として，ヒスタミン H_1 受容体拮抗薬が使用されます．食物アレルギーの場合は，原因食品を食べない場合は症状がでないので，除去後の継続的なヒスタミン H_1 受容体拮抗薬の投与の必要性はありません．継続的なヒスタミン H_1 受容体拮抗薬の投与によってアナフィラキシーを予防できる evidence はありません．ただし，アトピー性皮膚炎の場合は，かゆみが慢性的にありますので，かゆみを抑える意味で，継続的に，ヒスタミン H_1 受容体拮抗薬を使用することがあります．

　食物アレルギーの関与するアトピー性皮膚炎に対するクロモグリク酸ナトリウムの食前投与は，二重盲検試験で有効性が報告され[8]，保険適用があります．

---

8) 三河春樹，他．食物アレルギーに対する DSCG 経口剤の臨床評価— Placebo を対照とした多施設二重盲検群間比較試験．小児科臨床．1986; 39: 627-40.

3. 症状発現時の治療

a) 医療機関以外でできる対処法

　原因食品を誤食した場合は，まずは口から出す，吐かせたり，口をすすぐ，洗い流すことが必要です．

エピネフリン（エピペン）の自己注射を行う

　日本小児アレルギー学会では，エピペンが処方されている患者にアナフィラキシーショックを疑う場合，下記の症状が1つでもあれば，使用すべきであるという見解を示しています．

　　消化器の症状：●繰り返し吐き続ける
　　　　　　　　●持続する強い（がまんできない）
　　　　　　　　　おなかの痛み
　　呼吸器の症状：●のどや胸が締め付けられる
　　　　　　　　●声がかすれる
　　　　　　　　●犬が吠えるような咳
　　　　　　　　●持続する強い咳込み
　　　　　　　　●ゼーゼーする呼吸
　　　　　　　　●息がしにくい
　　全身の症状　：●唇や爪が青白い
　　　　　　　　●脈が触れにくい，不規則
　　　　　　　　●意識がもうろうとする
　　　　　　　　●ぐったりしている
　　　　　　　　●尿や便を漏らす

　自己注射とするのは，できるだけ早期に投与することが必要であるからです．エピネフリンの自己注射は保険収載されていますが，処方医は，講習会を受講する必要があります．

　蕁麻疹などの皮膚症状はほぼ必発なので，それ以外の症状が必要になってきます．

A. 食物アレルギー

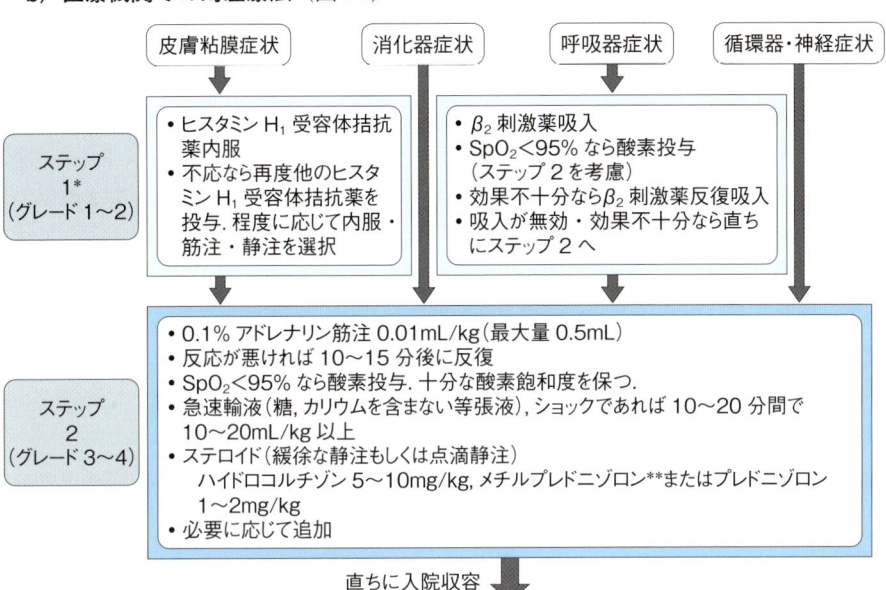

b) 医療機関での対症療法（図17）

ステップ1*（グレード1〜2）

皮膚粘膜症状
- ヒスタミン H_1 受容体拮抗薬内服
- 不応なら再度他のヒスタミン H_1 受容体拮抗薬を投与. 程度に応じて内服・筋注・静注を選択

呼吸器症状
- β_2 刺激薬吸入
- SpO_2 <95% なら酸素投与（ステップ2を考慮）
- 効果不十分なら β_2 刺激薬反復吸入
- 吸入が無効・効果不十分なら直ちにステップ2へ

ステップ2（グレード3〜4）（消化器症状・循環器・神経症状含む）
- 0.1% アドレナリン筋注 0.01mL/kg（最大量 0.5mL）
- 反応が悪ければ 10〜15 分後に反復
- SpO_2 <95% なら酸素投与. 十分な酸素飽和度を保つ.
- 急速輸液（糖, カリウムを含まない等張液）, ショックであれば 10〜20 分間で 10〜20mL/kg 以上
- ステロイド（緩徐な静注もしくは点滴静注）
  ハイドロコルチゾン 5〜10mg/kg, メチルプレドニゾロン**またはプレドニゾロン 1〜2mg/kg
- 必要に応じて追加

直ちに入院収容

ステップ3（グレード5）
- アドレナリン不応の血圧低下に対してドーパミン, ノルアドレナリン, グルカゴンなど
- 気管内挿管, 機械的人工換気
- 心マッサージ・除細動（AED）

*ステップ1の治療後に非即時型反応が危惧されるときには経口ステロイド薬を投与する.
**ソル・メドロール® 静注用 40mg には乳糖が含まれることに注意する.

図17 即時型反応・アナフィラキシー出現時の治療
（日本小児アレルギー学会食物アレルギー委員会. 食物アレルギー診療ガイドライン2012. 東京: 協和企画; 2011 より転載）

4. 経口免疫療法

経口的に投与された抗原では, 免疫寛容が誘導されやすいことが知られています. この治療によって誘導される状態は2つあります. 1つは永久的寛解です. これは耐性が維持されている状態です. もう1つが脱感作状態です. この脱感作状態は, 食べても症状のでない維持量を継続している間は耐性状態が維持され, 中断, 運動, ウイルスによる消化管感染症, ストレス, 生理など腸管透過性が亢進した因子があると,

> 臨床現場でもまずは, 食べられる初期量が決まれば, ゆっくりと増やすことができます. 重症例では少量でも症状が発現するので, まずは, 初期量を決める食物経口負荷試験が重要といえます.

耐性が減弱します．この脱感作状態は，特異的IgG4は増加，特異的IgEは低下，肥満細胞，好塩基球の活性化が減弱している状態です．この状態が維持されない限り，寛解といえません．

この治療の副作用としては，アナフィラキシーが問題になります．自然寛解の可能性が低い学童期がこの治療の適応になっている例が多いです．

この治療は，食べられないものから食べられるものへという意味では非常によい治療である反面，副作用と安全性についてはまだまだ課題が残っており，効果が得られる年齢，投与する抗原，投与方法，その期間など，スギ花粉症で施行される舌下免疫療法のように，多くの治験を得て，副作用の少ない抗原や投与方法の開発が待たれます．

■教育現場への指導

教育現場では，「アレルギー疾患は稀な疾患ではなく，学校保健を考える上で，すでに，学校に，クラスに，各種のアレルギー疾患の子どもたちが多数在籍していることを前提としなければならない状況になっている」という認識を文部科学省が示しています．そのため，現在，幼稚園，学校には，「学校生活管理指導表」，保育所には「保育園におけるアレルギー疾患生活管理指導表」が運用されつつあります．この生活管理指導表は，食物アレルギーだけでなく，アレルギー疾患全体の指導表になっています．教育現場は，集団教育ですが，アレルギー性疾患，特に食物アレルギーの場合は，個別対応が求められています．可能なら，同じ生活ができたらいいのですが，アレルギーの基本がアレルゲン除去である以上，個別的に除去の程度が異なるのは仕方がありません．この指導表の記載には，様々な検査や問診を参考にすることになります．

> 指導表への記載にあたっては，未摂取の食品もあるために，苦慮することも多いです．不要な除去を減らしたい一方で，体調によって症状がでてしまう場合もあります．指導表がすべてではないことを理解しておく必要があります．指導表によって，学校での対応，アナフィラキシーでは早期にエピペンを注射する必要性と本人がしんどくて打てない状況でも，学校の先生が積極的に打てるような環境整備が大切です．

■症例

症例1：1歳6カ月男児

生後5カ月時に他院でイヌ スコア3，卵白 スコア4，乳 スコア3で牛乳，卵を除去していました．1歳6カ月頃から嘔吐と目の腫れで受診しました．ちらし寿司（キュウリ，レンコン，人参）を食べてから1時間後に顔に湿疹がでました．アレルギー検査では，WBC 8900（好酸球9%）/μL，IgE 1010 IU/mL，卵白73.9（5）U$_A$/mL，卵黄5.88（3）U$_A$/mL，オボムコイド62.1（5）U$_A$/mL，牛乳7.79（3）U$_A$/mL，チーズ6.32（3）U$_A$/mL，カニ1.58（2）U$_A$/mL，エビ4.86（3）U$_A$/mL，サバ3.74（3）U$_A$/mL，コムギ20.0（4）U$_A$/mL，トウモロコシ3.55（3）U$_A$/mL，米7.55（3）U$_A$/mL，ソバ11.0（3）U$_A$/mL，大豆15.1（3）U$_A$/mL，バナナ6.11（3）U$_A$/mLです．

理学的所見では，アトピー性皮膚炎があります．さらに「小麦，大豆，ソバ，米，バナナ」を除去となっていました．また，何を食べても嘔吐することで再診しました．

問診：キュウリで咳，ゼイゼイ，顔が赤くなる．以前は小麦を食べても大丈夫でした．オレンジも吐く．小麦と米は除去しないことを伝えました．

1週間後に再受診し，さらに，問診と食事日記で，うどん，米は吐かないし，湿疹はでません．醤油は吐かないが，味噌汁と豆腐，バナナ，大豆蛋白入りのウインナーは嘔吐します．

→小麦，米は解除．

卵，牛乳，大豆を制限．ただし，醤油は可能．バナナも制限．

卵と牛乳に関しては除去継続としましたが，できるだけ早期に牛乳から負荷試験を考慮しています．

> 小麦はすでに食べていたので，血液検査だけで食事制限はしません．

症例2： 現在，3歳

生後2カ月までミルクを飲んでいました．生後より顔にひどく，体にある湿疹で近医受診し，IgE 132 IU/mL，卵白41.9 U$_A$/mL，牛乳23.2 U$_A$/mL，卵黄4.49 U$_A$/mLで，食物によるアトピー性皮膚炎と診断されていました．生後11カ月時に当科受診しました．完全母乳栄養になっていました．以降，当科で定期受診となりました．アトピー性皮膚炎の湿疹が継続しているために，卵，牛乳は除去のまま，ケトチフェン内服とスキンケア，ステロイド外用薬でアトピー性皮膚炎は徐々に改善していました．1歳4カ月時に血液検査で特異的IgEがすべて陰性という報告書でした．そのため，徐々に解除する方向で，食パンは問題ありませんでしたが，脱脂粉乳入りの食材で，喘鳴と蕁麻疹が出現し，救急受診しました．そのときに，IgE 132 IU/mL，卵白57.3 U$_A$/mL，牛乳39.1 U$_A$/mL，卵黄11.6 U$_A$/mL，カゼイン36.1 U$_A$/mL，チーズ32.9 U$_A$/mL，オボムコイド53.7 U$_A$/mLで食パン1/4枚でも同じ症状がでるようになり，卵と牛乳による食物アレルギーを診断し，卵と牛乳の除去を行いました．3歳時に，アトピー性皮膚炎としては，ほぼ寛解していますが，食材不明で，蕁麻疹と喘鳴が出現しました．そのときにHRT（ヒスタミンH$_1$受容体拮抗薬内服中）と特異的IgEを検査しました．IgE 691 IU/mL，卵白≧100 U$_A$/mL，牛乳44.1 U$_A$/mL，カゼイン30.5 U$_A$/mL，オボムコイド33.1 U$_A$/mLでした．ヒスタミンH$_1$受容体拮抗薬とロイコトリエン受容体拮抗薬を継続内服し，セレスタミン頓用で，エピペンを考慮中です．今後，食物経口負荷試験も予定し，牛乳によるアナフィラキシーの危険性が問診より高いので，まずは卵から徐々に解除できたらと思っている症例です．アトピー性皮膚炎から食物アレルギーを発症

> 急に陰性になるとは思えず，検体の取違いの可能性があり，報告書が来たときから調査を開始しました．保存血清が少量のために検体の取違いの検証ができなかったです．年齢から陰性でも加工品から開始する予定でしたが，陽性とわかっていたら病院で負荷したと考えられ，人為的なミスが事故につながる教訓です．検査に盲信すべきでないという教訓から，あえて，このような症例をだしました．患児，保護者には，経緯を説明し，謝罪し，許していただきました．普段からのコミュニケーションが大事であることを知った症例です．

A. 食物アレルギー

HRT 乳幼児期用食物
ヒスタミン遊離曲線

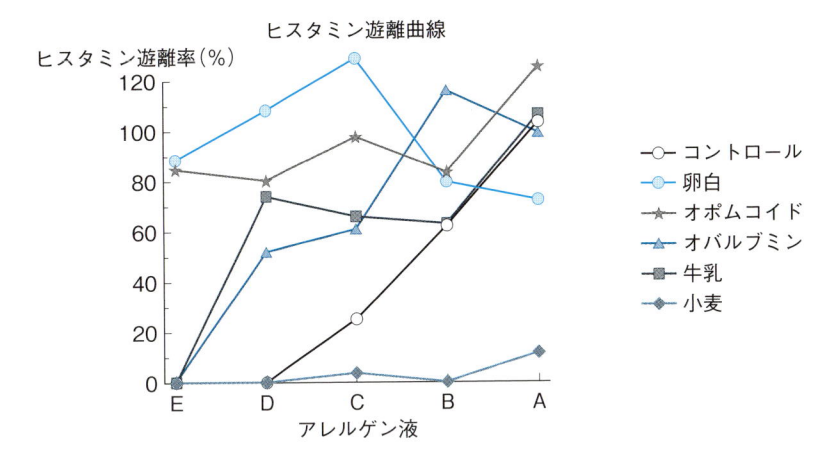

項目	検査成績					
総ヒスタミン遊離量(nmol/L)	350.4	クラス				
非特異的ヒスタミン遊離量(nmol/L)	214.0	0	1	2	3	4
コントロール	クラス3				●	
卵白	クラス4					●
オボムコイド	クラス4					●
オバルブミン	クラス4					●
牛乳	クラス4					●
小麦	クラス0	●				

判定基準	
クラス	判定
4	陽性
3	
2	
1	偽陽性
0	陰性

図18 症例2の好塩基球ヒスタミン遊離試験結果

した症例です．

　ヒスタミン H_1 受容体拮抗薬を内服しても HRT の結果は陽性でした．

B 食物依存性運動誘発アナフィラキシー

■定義

ある特定の食物摂取後の運動負荷によってアナフィラキシーが誘発され，食物摂取単独あるいは運動負荷単独では症状の発現がみられない疾患です．食物アレルギーの1つで，IgE依存性でⅠ型アレルギーです．学童における有病率は0.0085％で，約12,000人に1人です．男女では4：1で男に多いです．

■食物依存性運動誘発アナフィラキシーの症状

全身性の蕁麻疹や血管性浮腫，紅斑などの症状はほぼ全例にあります．喘鳴，咳嗽，呼吸困難などの呼吸器症状は約70％，血圧低下や意識レベル低下などのショック症状は約50％です．発症時の食事摂取から運動開始までの間隔は120分以内が約90％，運動開始後から発症までの間隔は60分未満が80％以上です．つまり，食事摂取から1時間以内に運動をすることで発症する可能性が高いことになります．運動も軽い運動でも起こっていますが，多くは，サッカーなどの球技，ランニングなど負荷の大きい運動で起こることが多いです．そのため，中学生に頻度が高いです．

特定の食物で多いのは，小麦，エビ，カニです．

日本での食物依存性運動誘発アナフィラキシー報告例によると原因食物として，小麦62％，甲殻類28％と小麦と甲殻類で90％を占めています．そば3％，魚2％，フルーツ1％，牛乳1％，その他3％でした．

私の診察した症例は小学生でしたが，中学生の方で運動が激しくなるためと思われます．また，この年齢で頻度が多いのは，発症年齢でもあり，以後，気をつけることになりますので，成人の場合は，すでに診断がついていて，生活指導されているからと思われます．この病気自体が学校で初発する可能性が高いので，教育現場での啓蒙が大事です．

私が診察した例は，牛乳の症例と小麦の症例でした．

B. 食物依存性運動誘発アナフィラキシー

発症時の運動としては，サッカーなどの球技が38%，ランニングが28%と運動負荷の多い運動が半数以上でした．歩行17%，自転車3%，水泳3%，ゴルフ3%，その他8%でした[1]．

■食物依存性運動誘発アナフィラキシーの診断

1. 問診

症状があったときの約2時間前までの食事のリストを可能なら聴取します．昼休みからそれ以降に多いこと，中学生に多いことから，その日の給食や弁当のメニューは重要です．さらに，体育の授業が午後にあったかどうか，昼休みの過ごし方も聴取します．運動しているようなら，この病気の可能性が高くなります．

2. 血液検査

食物アレルギーの血液検査を参照（49頁）．

3. 誘発試験

病歴を聴取し，特異的IgE抗体と皮膚プリックテストで誘発試験に使用する食物を同定します．同定された食物で誘発試験を行います．原因食物が推定できない場合は，発症時の食物をそのまま，つまり製品のまま使用します．誘発試験は安全確保が必要になります．

誘発試験は，保護者と本人に有意性と危険性を十分に説明して，同意を得ます．血管を確保し，ヘパリンでロックしておきます．吸入と点滴とエピネフリンなどの薬剤を準備し，心拍モニター，SpO_2モニターを装着して，安全確保のため，医師2名での実施が望

> アナフィラキシーの症状発現で陽性になりますから，十分な安全確保が必要になります．そのため，慎重に検査した方がいいでしょう．

---

1) 相原雄幸. 食物依存性運動誘発アナフィラキシー. アレルギー. 2007: 56: 451-546.

ましいです．運動負荷と食事＋運動負荷に分かれます．

運動負荷は，トレッドミルを使用して，Bruce 法に準じて5段階15分間実施し，負荷量を適宜変更します．心拍数 180/分を到達目標にします．

● 運動負荷

運動負荷前，直後，運動直後から 15 分後，45 分後，90 分後に採血〔血漿ヒスタミン（ただし保険適応はありません）〕，呼吸機能（％ FEV_1），血圧・心拍数，経皮酸素濃度を行います．症状が出ない場合は 45 分までで中止します．

● 食事＋運動負荷試験

同定された食物または発症時の食物そのものを年齢相当の1食分，運動負荷 30 分前に負荷します．食物負荷前，運動前（食後 30 分），運動直後と直後から 15 分後，45 分後，90 分後に採血〔血漿ヒスタミン（ただし保険適応はありません）〕，呼吸機能（％ FEV_1），血圧・心拍数，経皮酸素濃度を行います．

運動負荷単独，食物負荷単独で症状が出ないことを確認し，誘発試験で症状の誘発あるいは血漿ヒスタミンの上昇で陽性と判断され，原因食物が同定されます．

誘発試験で陰性の場合は，食事負荷の 30 分前にアスピリン（5〜10mg/kg，最大 500mg）を投与して，アスピリン＋食事＋運動負荷試験で症状の誘発あるいは血漿ヒスタミンの上昇で陽性と判断され，原因食物が同定されます（図 19）．陰性であれば，原因食物の見直しを行い，再度誘発試験を行います．

アスピリン＋食事だけで誘発試験陽性の症例も報告されています[2]．

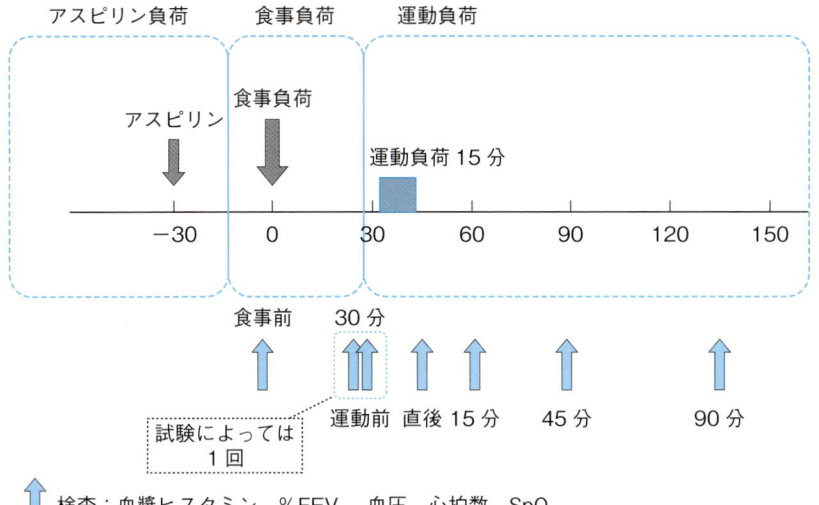

B. 食物依存性運動誘発アナフィラキシー

図19 誘発試験の概要（著者作図）

■食物依存性運動誘発アナフィラキシーの治療

アナフィラキシーの症状発現時は，食物アレルギーのアナフィラキシーに対する治療に準じます（61頁参照）．

① 症状出現時は，運動をしているので，直ちに運動を中止して，安静にします．
② ヒスタミン H_1 受容体拮抗薬があれば，内服します．
③ 症状が軽い場合は，2時間安静にして，様子をみますが，全身性の蕁麻疹，顔面腫脹などの症状があれば，医療機関を受診し，血圧低下，意識消失，呼吸困難などの重篤な症状があれば，救急搬送になります．

---

2) Matsukura S, et al. Two cases of wheat-dependent anaphylaxis induced by aspirin administration but not by exercise. Clin Exp Dermatol. 2010; 35: 233-7.

④ アドレナリン自己注射器（エピペン）があれば，早期に使用します．

　医療機関では，皮膚粘膜症状の軽減，呼吸，循環の安定を図るためにも，ヒスタミン H_1 受容体拮抗薬，β_2 刺激薬吸入，酸素投与，エピネフリン筋注，急速輸液，ステロイドなどを投与し，救命処置を行います．

◆予防

初発の症状を予想することは困難ですが，2回目以降の症状を予防することが大切です．

> そのために，診断をすることが大切で，運動して，蕁麻疹のあることを聴取することが大事です．昼休みに蕁麻疹がでて，少し息苦しいという訴えのあるときには，十分に問診して，食事と運動について詳細に聞きましょう．

◆生活指導

① 運動前には原因食物を摂取しないように指導する
② 原因食物を摂取した場合，食後2時間は運動を避けさせる
③ 皮膚の痒みや違和感，蕁麻疹などの症状がでたときには，運動を直ちに中止して，休憩させる
④ ヒスタミン H_1 受容体拮抗薬，ステロイド薬，アドレナリン自己注射器（エピペン）を携帯させる
⑤ 解熱鎮痛薬や感冒薬，特にアスピリンを内服した場合は運動を避けさせる

◆予防薬の内服

　クロモグリク酸ナトリウムが有効な例やヒスタミン H_1 受容体拮抗薬，ロイコトリエン受容体拮抗薬などが有効な症例も報告されていますが，症例数がそう多くないためか，まとまった報告はありません．アナフィラキシーで症状が発現するので，アドレナリン自己注射器（エピペン）の携帯は望ましいといえます．

> 2例診療していましたが，1例は年齢とともに症状がでなくなり，7年後には牛乳を飲んで運動してもでなくなりました．抗原の差があるのかもしれません．

C アトピー性皮膚炎

■定義

　アトピーをアレルギーといい換えてもいいかもしれません．1923 年に Coca と Cooke が，生活環境中のアレルゲンに反応し，家族性に発症する湿疹，蕁麻疹，花粉症をまとめて atopy と命名しました．Atopy はアトピー素因として，アレルギーを起こしやすい素因と考えられ，アトピー性皮膚炎は，Sulzberger により，現在の atopic dermatitis と命名されました．アトピー性皮膚炎には，アトピー素因が多いものの，非アトピー素因もみられます．そこで，日本皮膚科学会は「アトピー性皮膚炎は，増悪・寛解を繰り返す，瘙痒のある湿疹を主病変とする疾患であり，患者の多くはアトピー素因を持つ」と定義しております．

■アトピー性皮膚炎の病態

　アトピー性皮膚炎では，皮膚の機能異常，特に角質の機能障害，バリア機能障害があります（図20）．角質細胞間脂質のセラミドの低下による水分含有量の低下，天然保湿因子のアミノ酸を形成するフィラグリンの異常，表皮細胞間のタイトジャンクションの異常などバリア機能が障害されています．バリア機能障害による皮膚炎が生じ，アレルゲンが容易に皮膚に侵入しやすいことで，ランゲルハンス細胞などの抗原提示細胞がアレルゲンを捕捉し，Th2 型のアレルギー反応が起こり，アレルゲン特異的な IgE が形成され，アトピー性皮膚炎になります（図21）．さらに，アトピー

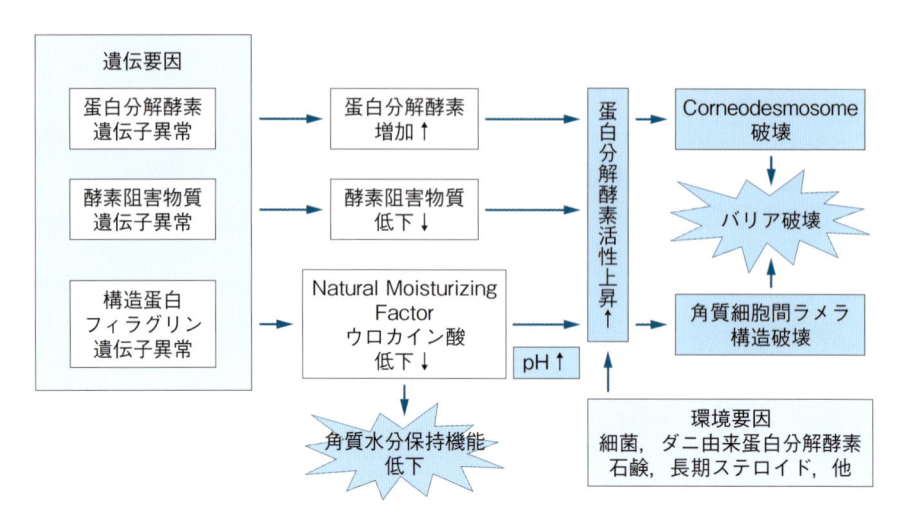

第4章　小児に多いアレルギー性疾患の診かた・考えかた

図20 アトピー性皮膚炎におけるバリア機能破壊機序
（Cork MJ, et al. Epidermal barrier dysfunction in atopic dermatitis. J Invest Dermatol. 2009; 129: 1892-908.）

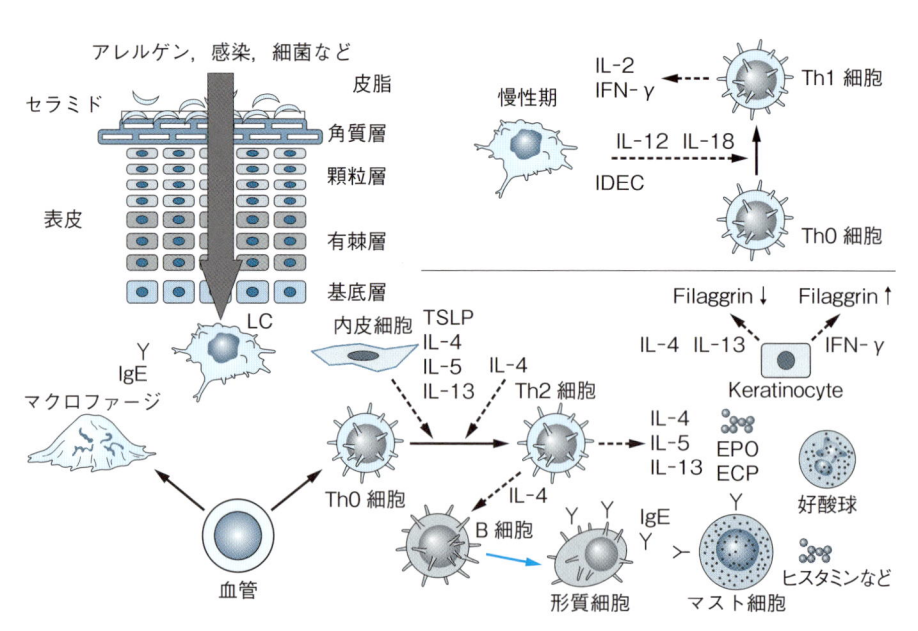

図21 アトピー性皮膚炎のメカニズム（著者作図）
TSLP: thymic stromal lymphopoietin, EPO: eosinophil peroxidase, ECP: eosinophil cationic protein, IDEC: inflammatory dendritic epidermal cell, LC: Langerhans cell

C. アトピー性皮膚炎

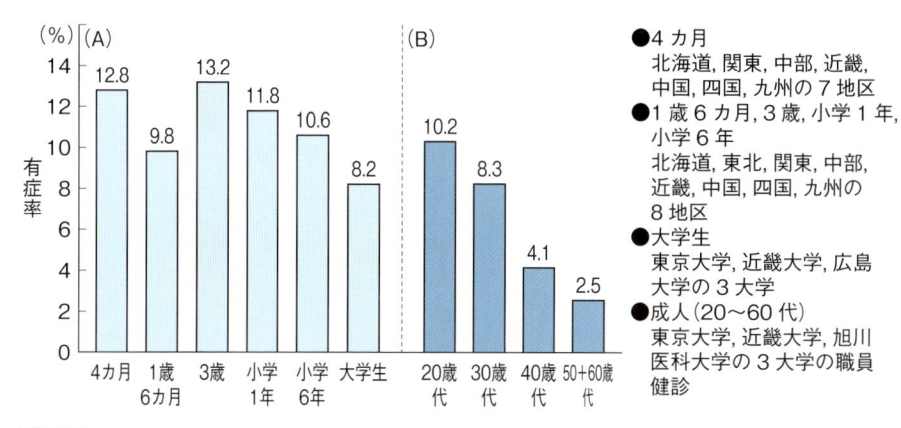

図22 アトピー性皮膚炎の年齢別有症率（調査年度・A: 平成12〜14年度, B: 平成18〜20年度）
（日本アレルギー学会. アレルギー総合ガイドライン2013. 東京: 協和企画; 2013）

● 4カ月
　北海道, 関東, 中部, 近畿, 中国, 四国, 九州の7地区
● 1歳6カ月, 3歳, 小学1年, 小学6年
　北海道, 東北, 関東, 中部, 近畿, 中国, 四国, 九州の8地区
● 大学生
　東京大学, 近畿大学, 広島大学の3大学
● 成人（20〜60代）
　東京大学, 近畿大学, 旭川医科大学の3大学の職員健診

性皮膚炎が難治すれば, Th1型アレルギー反応（図21）となって, 自己抗原に反応するauto allergic atopic dermatitisになることを2008年にBieberが提唱しています．

小児のアトピー性皮膚炎は, 成人と比較して, 有病率は高いです（図22）．また, 病態として, 成人の場合, 慢性期には, Th1などの関与が大きいと考えられます（図21）．

■ アトピー性皮膚炎の原因

原因遺伝子として, CTAL4, IL18, TLR9, CD14, CARD4, PHF11, TLR2, SCCE, MCC, IL-4R, GM-CSF, TIM1, CARD15, GSTT1, SPINK5, eotaxin, TGFβ1, IL13, RANTES, IL4, FcεRIβなどの遺伝子の異常が報告されています．これらは, ケモカイン, サイトカイン, 受容体などの異常です．フィラグリンの異常などの遺伝子の要因が報告されています．

環境因子として, 小児期では, 食物（鶏卵, 牛乳,

もともと, 魚鱗癬の原因遺伝子として報告され（Smith FJD, et al. Nat Genet. 2006; 38: 337）, 欧米ではアトピー性皮膚炎患者の約50％がフィラグリン遺伝子の異常を有すると報告されました（Palmer CA, et al. Nat Genet. 2006; 38: 441）．日本では約25％程度といわれています（Nomura T, et al. J Invest Dermatol. 2008; 128: 1436-41）．

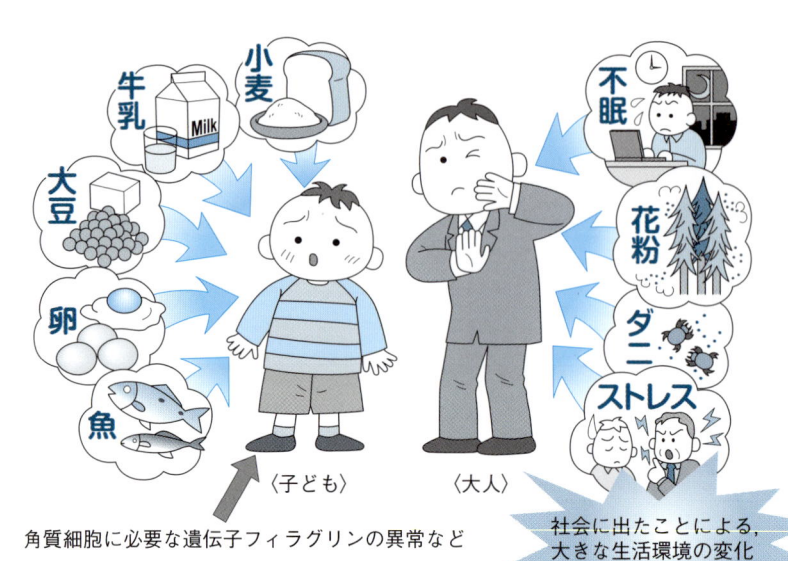

第4章 小児に多いアレルギー性疾患の診かた・考えかた

牛乳　小麦　大豆　卵　魚
角質細胞に必要な遺伝子フィラグリンの異常など
〈子ども〉

〈大人〉
不眠　花粉　ダニ　ストレス
社会に出たことによる、大きな生活環境の変化

アトピー性皮膚炎の Phenotype が異なる？

図23 アトピー性皮膚炎の原因

小麦、大豆）、発汗、物理的刺激、環境因子、ブドウ球菌などの細菌、真菌がみられ、成人期では、環境因子（ダニなどの吸入アレルゲン、花粉）、発汗、物理的刺激、ブドウ球菌などの細菌、真菌、接触抗原、ストレスが考えられます（図23）.

アトピー性皮膚炎の悪化でもあり、合併症でもあるのが、ブドウ球菌による伝染性膿痂疹、ポックスウイルスによる伝染性軟属腫（水イボ）、単純ヘルペスウイルスによるカポジ水痘様発疹です.

■アトピー性皮膚炎の診断

日本皮膚科学会が診断基準を発表しています（表14）. アトピー性皮膚炎は慢性疾患ですから、症状の慢性および反復が必要です.

現場では、2カ月、6カ月経過観察して、診察していると、医療機関に来なくなる可能性があります. 湿疹と湿疹の場所で、アトピー性皮膚炎と予想できますので、アレルギーの検査を行い、治療しながら経過観察した方がよいでしょう.

C. アトピー性皮膚炎

表14 アトピー性皮膚炎の定義・診断基準（日本皮膚科学会）

アトピー性皮膚炎の定義（概念）
　アトピー性皮膚炎は，増悪・寛解を繰り返す，瘙痒のある湿疹を主病変とする疾患であり，患者の多くはアトピー素因を持つ．
　アトピー素因：①家族歴・既往歴（気管支喘息，アレルギー性鼻炎・結膜炎，アトピー性皮膚炎のうちのいずれか，あるいは複数の疾患），または② IgE 抗体を産生しやすい素因．

アトピー性皮膚炎の診断基準
　1．瘙痒
　2．特徴的皮疹と分布
　　①皮疹は湿疹病変
　　　・急性病変：紅斑，湿潤性紅斑，丘疹，漿液性丘疹，鱗屑，痂皮
　　　・慢性病変：浸潤性紅斑・苔癬化病変，痒疹，鱗屑，痂皮
　　②分布
　　　・左右対側性
　　　　好発部位：前額，眼囲，口囲・口唇，耳介周辺，頸部，四肢関節部，体幹
　　　・参考となる年齢による特徴
　　　　乳児期：頭，顔にはじまりしばしば体幹，四肢に下降．
　　　　幼小児期：頸部，四肢関節部の病変．
　　　　思春期・成人期：上半身（顔，頸，胸，背）に皮疹が強い傾向．
　3．慢性・反復性経過（しばしば新旧の皮疹が混在する）
　　　乳児では 2 カ月以上，その他では 6 カ月以上を慢性とする．

上記 1，2，および 3 の項目を満たすものを，症状の軽重を問わずアトピー性皮膚炎と診断する．そのほかは急性あるいは慢性の湿疹とし，年齢や経過を参考にして診断する．

除外すべき診断（合併することはある）
・接触皮膚炎　・脂漏性皮膚炎　・単純性痒疹　・疥癬　・汗疹　・魚鱗癬
・皮脂欠乏性湿疹　・手湿疹（アトピー性皮膚炎以外の手湿疹を除外するため）
・皮膚リンパ腫　・乾癬　・免疫不全による疾患　・膠原病（SLE，皮膚筋炎）
・ネザートン症候群

診断の参考項目
・家族歴（気管支喘息，アレルギー性鼻炎・結膜炎，アトピー性皮膚炎）
・合併症（気管支喘息，アレルギー性鼻炎・結膜炎）
・毛孔一致性丘疹による鳥肌様皮膚　・血清 IgE 値の上昇

臨床型（幼小児期以降）
・四肢屈側型　・四肢伸側型　・小児乾燥型　・頭・頸・上胸・背型　・痒疹型
・全身型　・これらが混在する症例も多い．

重要な合併症
・眼症状（白内障，網膜剥離など）：とくに顔面の重症例　・カポジ水痘様発疹症
・伝染性軟属腫　・伝染性膿痂疹

（日本皮膚科学会．アトピー性皮膚炎診療ガイドライン．日皮会誌．2009; 119: 1515-34）

■アトピー性皮膚炎の検査

アトピー≒アレルギーですから，アレルギーの検査が参考になります．

◆皮膚テスト

主に皮膚プリックテストが施行されます．やり方は食物アレルギーを参照（48頁）．しかし，前腕部に湿疹があったり，皮膚が乾燥しているために，施行しにくいことがあります．特異的IgEより感度がよいとされていますが，定性的な判定になります．その場で判定できるメリットがある一方，アレルゲンの数が限定されます．

◆血液検査

非特異的IgE：重症度と相関し，アトピー性皮膚炎の多くで高値になります．ただ，他のアレルギー疾患の合併または疾患でも高値を示します．

特異的IgE：ダニ，食物，ペット，花粉などの感作状況がわかるために，原因，悪化因子を検索するときに参考になります．ただし，感作されたアレルゲンを除去すると，速やかによくなるとは限りません．

血中好酸球数：アトピー性皮膚炎では増加していることが多く（図24），重症度に相関します．IgEより変化が速いため，小児では，IgEの高値の前に，血中好酸球数が増加していることがあります．小児においても重症度を反映しております．

1歳未満で重症度と好酸球数を検討しました．SCORADの重症度と好酸球の関係ですが，重症ほど，末梢血の好酸球数は高値を示します（図25）．

C. アトピー性皮膚炎

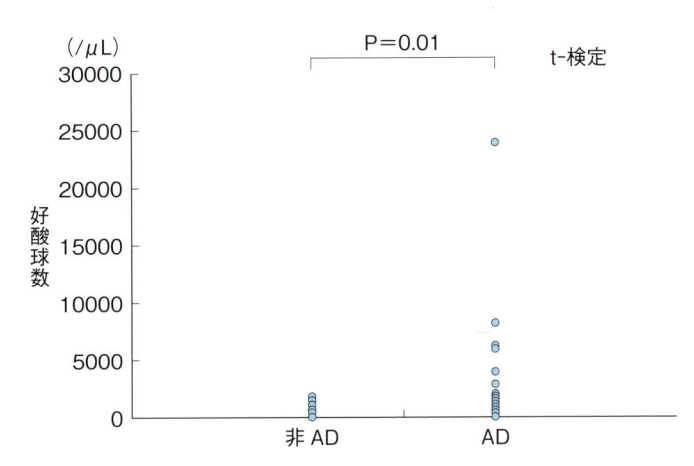

図24 アトピー性皮膚炎群と非アトピー性皮膚炎での好酸球数の比較
AD：アトピー性皮膚炎
(清益功浩, 他. 1歳未満の血清 Thymus and activation-regulated chemokine (TARC) 値の検討. 小児科臨床. 2013; 66: 1073-8)

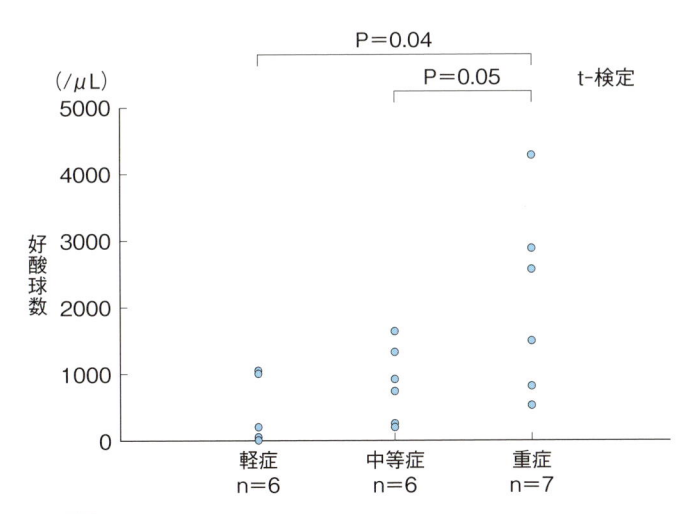

図25 アトピー性皮膚炎の重症度と好酸球数
(清益功浩, 他. 1歳未満のアトピー性皮膚炎の重症度と血清 TARC および 1,25-ジヒドロキシビタミンD値の検討. 小児科臨床. 2014; 67: 1177-82)

血清TARC値

TARC（thymus and activation-regulated chemokine）は，Th2ケモカインでリンパ球，血管内皮細胞，ケラチノサイト（表皮細胞），樹状細胞などから産生されます．皮膚のケラチノサイトなどによって産生されたTARCによりCCR4を発現したTh2リンパ球が遊走し，IL-4，IL-5，IL-13などのTh2サイトカインが産生され，IgE産生，好酸球増多が引き起こされると考えられています．成人ではアトピー性皮膚炎の重症度評価の指標として有用です（図26）．

小児では，正常でも成人より高値を示しますが，重症度やアトピー性皮膚炎との鑑別に有用です（図27）．

筆者は1歳未満での検討を行いました（図28）．

図28での重症度は日本皮膚科学会の重症度を使用しておりますが，重症ほどTARCは高値です．さら

> 1歳未満では血清TARCはアトピー性皮膚炎がなくても，成人より高値を示しますので，その解釈は慎重に行う必要があります．

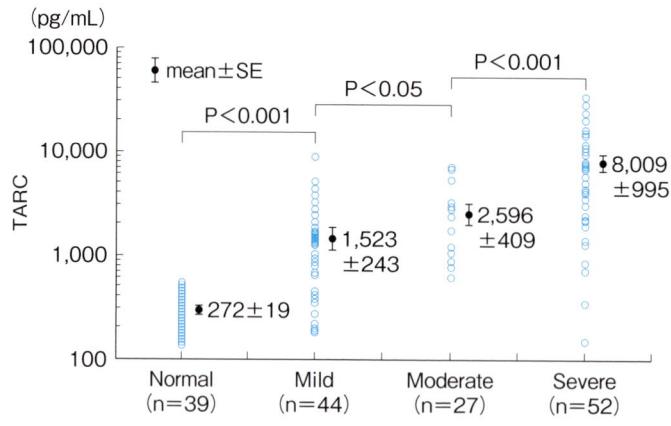

図26 Serum TARC levels in patients with atopic dermatitis
(Tamaki K, et al. Serum levels of CCL17/TARC in various skin diseases. J Dermatol. 2006; 33: 300-2)

C. アトピー性皮膚炎

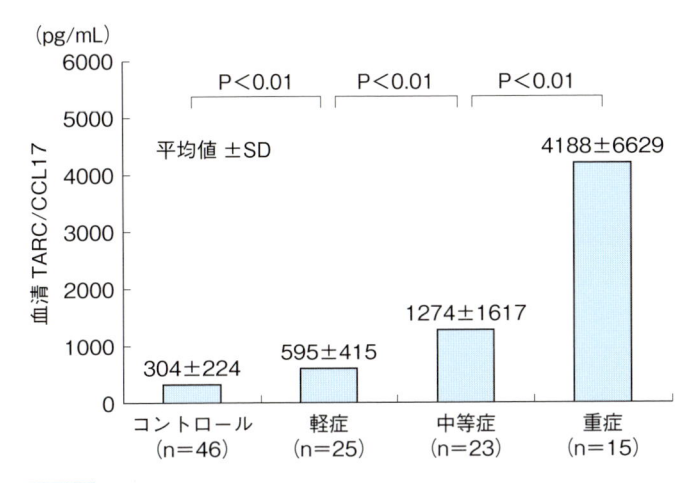

図27 コントロール群および AD 患者の重症度毎における血清 TARC/CCL17 値（2 歳以上）
（藤澤隆夫, 他. 小児アトピー性皮膚炎の病勢評価マーカーとしての血清 TARC/CCL17 の臨床的有用性. 日本小児アレルギー雑誌. 2005; 19: 744-57）

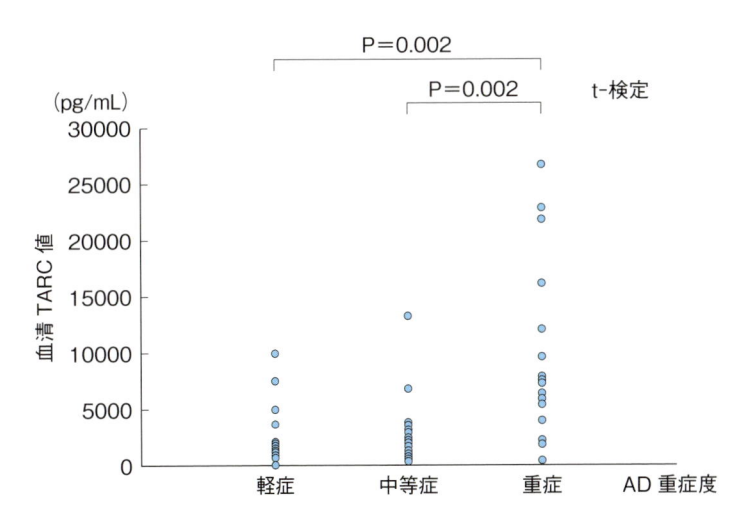

図28 アトピー性皮膚炎群での重症度と血清 TARC 値の関係
（清益功浩, 他. 1 歳未満の血清 Thymus and activation-regulated chemokine（TARC）値の検討. 小児科臨床. 2013; 66: 1073-8）

第4章　小児に多いアレルギー性疾患の診かた・考えかた

にSCORADの重症度とTARCの関係ですが，重症ほど，TARCは高値を示します（図29）．重症と判断する値としてTARC 4000 pg/mLが示唆されました（図29）．

　好塩基球ヒスタミン遊離試験basophil histamine releasing test（HRT）は，アレルゲンに反応する末梢血好塩基球が遊離するヒスタミンを測定します．採血後，末梢血好塩基球にin vitroにてアレルゲンで刺激します．ヒスタミンH_1受容体拮抗薬，抗アレルギー薬を中止しなくても検査可能なこともありますが，偽陰性を避けるためには，ヒスタミンH_1受容体拮抗薬，抗アレルギー薬を採血前3～7日間は中止します．陽性コントロールである抗ヒトIgE抗体刺激でも反応しないlow-responderがありますので，検査については，施行または解釈には注意が必要です．つ

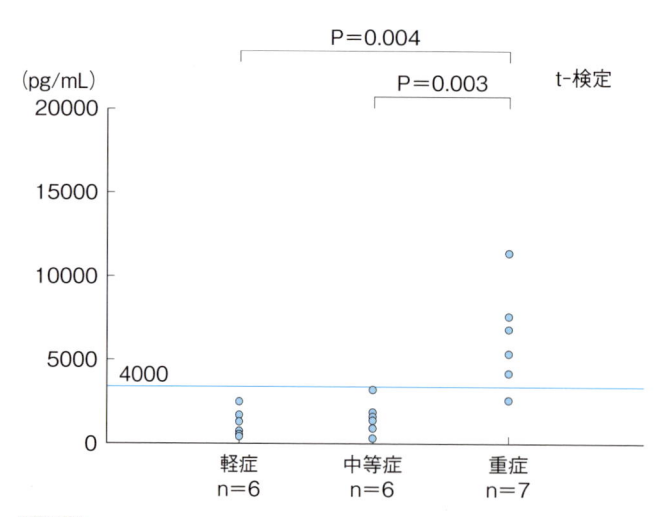

図29 アトピー性皮膚炎の重症度とTARC値
（清益功浩，他．1歳未満のアトピー性皮膚炎の重症度と血清TARCおよび1,25-ジヒドロキシビタミンD値の検討．小児科臨床．2014; 67: 1177-82）

C. アトピー性皮膚炎

まり，アレルゲン刺激での反応が陰性でも，コントロールで陰性であれば，陰性と断定できません．現在，鶏卵，牛乳，小麦について有用性があるといわれています．

■アトピー性皮膚炎の症状

臨床症状が年齢によって異なり，乳児期，幼児・学童期，思春期・成人期に分けられます．

乳児期：頬，額，頭，耳の後ろ，首，四肢の屈曲部，腋窩，肘窩，手首，鼠径，膝窩，足首に湿疹が多く，紅斑，落屑，湿潤を認めることがあります．

幼児・学童期：頸部，腋窩，膝窩，肘窩，鼠径，手首，足首に掻破された湿疹があり，毛孔性の丘疹がみられます．アトピックスキンの状態を作りやすいです．

思春期・成人期：頸部，腋窩，膝窩，肘窩，鼠径，手首，足首に加えて，顔面の湿疹が多くなります．苔癬化が目立ちます．

年齢の上昇とともに，孤立性の紅斑を伴う結節性の

小児では，幸い，悪性リンパ腫の頻度が少ないのですが，逆に，接触性皮膚炎，汗疹との鑑別が必要です．アトピー性皮膚炎に接触性皮膚炎も汗疹も合併しやすいので，治療的には同じともいえます．

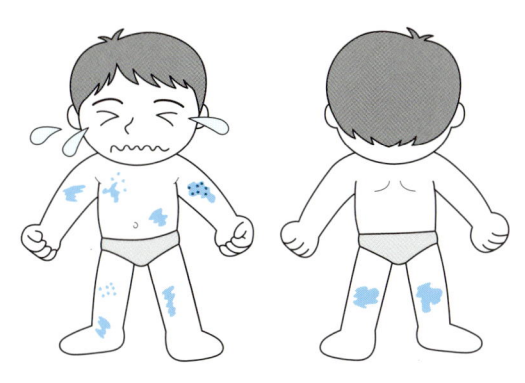

図30 顔，頸，肘の内側，膝の裏，足首に好発

湿疹で，痒みが強い痒疹を伴うことがあります．

■アトピー性皮膚炎の重症度

まずは，

重症度の目安 (厚生労働科学研究班)

軽症：面積に関わらず，軽度の皮疹のみみられる
中等症：強い炎症を伴う皮疹が体表面積の10％未満にみられる
重症：強い炎症を伴う皮疹が体表面積の10％以上30％未満にみられる
最重症：強い炎症を伴う皮疹が体表面積の30％以上にみられる

> 軽度の皮疹：軽度の紅斑，乾燥，落屑主体の病変
> 強い炎症を伴う皮疹：紅斑，びらん，浸潤，苔癬化などを伴う病変

(厚生労働科学研究班アトピー性皮膚炎治療ガイドライン2005)

> 非常に簡単に重症度が判定できる半面，定性的で，定量化が難しく，治療評価がしにくいです．

SCORAD (severity scoring of atopic dermatitis)
(図31)

軽症　：0〜14点
中等症：15〜40点
重症　：41点以上

> 実際の数字で評価できるので，治療後も数字でよくなったかどうか，数字でみえます．しかし，点数化するのに時間がかかります．

どちらでも，アトピー性皮膚炎を診断し，その上で，重症度を診断しないと治療がうまくいかないです．

C. アトピー性皮膚炎

範囲%（A）　2歳未満の小児では（　）内のパーセントを使用する．

Figures in parenthesis for children under two years

皮疹の強さ（B）　　（0. なし　1. 軽症　2. 中等症　3. 重症）で判定

紅斑　　　　　　　（　）
浮腫 / 丘疹　　　　（　）　　皮疹の強さは各項目ずつ平均的な部位を
浸出液 / 痂皮　　　（　）　　選んで採点する．
掻破痕　　　　　　（　）
苔癬化　　　　　　（　）
皮膚の乾燥　　　　（　）　　（皮疹がない部分で採点する）

自覚症状（C）　ここ3日間の平均値．
　　　　　　　自覚症状を省略したものを Objective SCORAD としてもよい．

Itch
0 |　|　|　|　|　|　|　|　|　|　| 10

Sleep Loss
0 |　|　|　|　|　|　|　|　|　|　| 10

SCORAD　A/5＋7B/2＋C＝_____

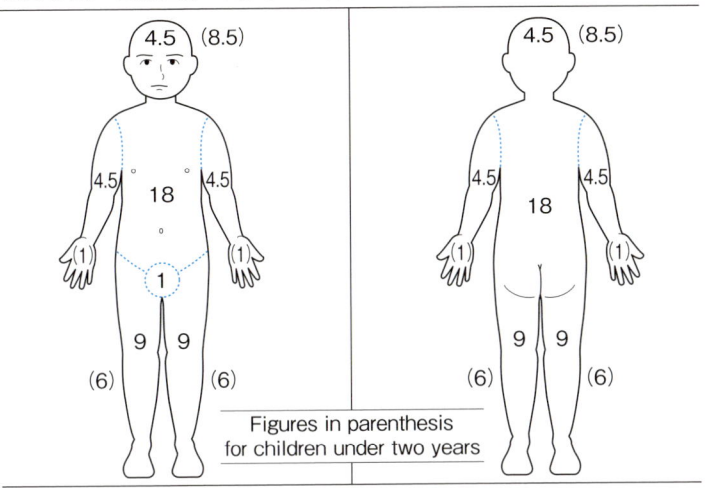

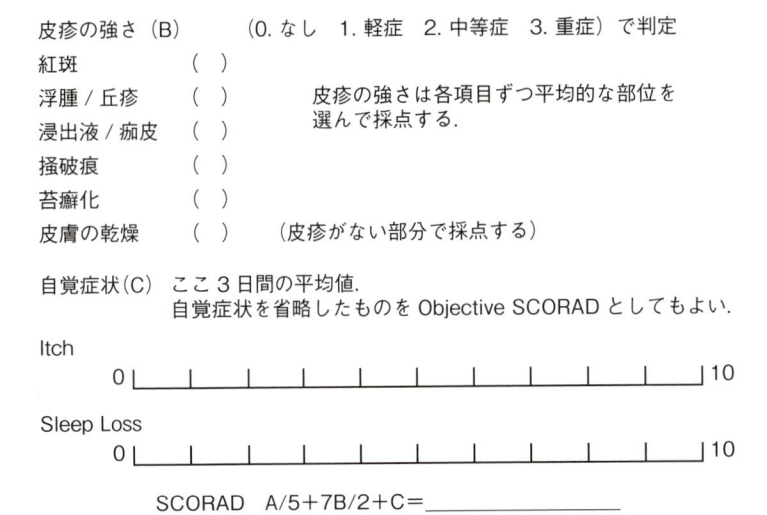

図 31 SCORAD による重症度分類
(Severity scoring of atopic dermatitis: the SCORAD index. Consensus Report of the European Task Force on Atopic Dermatitis. Dermatology. 1993; 186: 23-31)

■アトピー性皮膚炎の治療

アトピー性皮膚炎の治療には，原因・悪化因子対策，スキンケア，薬物療法の3本の柱があります（図32）．

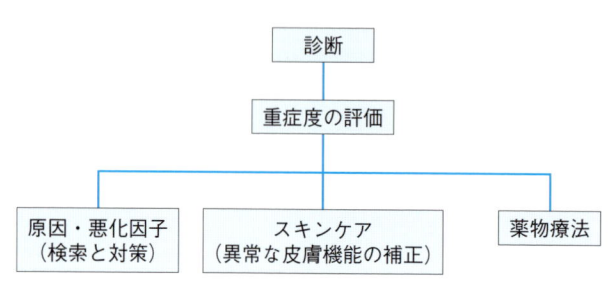

```
          診断
           │
       重症度の評価
     ┌─────┼─────┐
  原因・悪化因子  スキンケア   薬物療法
  （検索と対策） （異常な皮膚機能の補正）
```

図32 アトピー性皮膚炎治療ガイドラインの概要

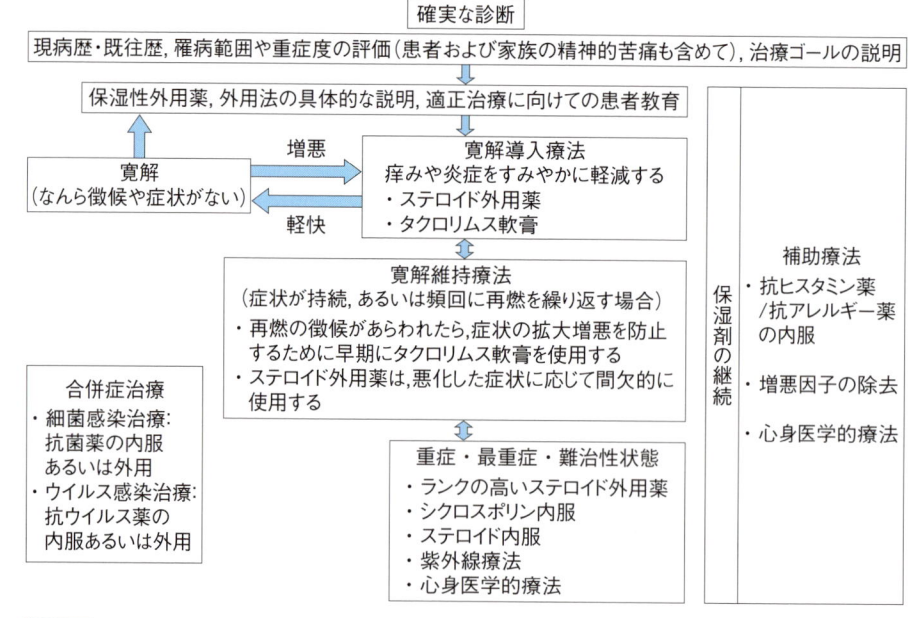

```
                確実な診断
現病歴・既往歴，罹病範囲や重症度の評価（患者および家族の精神的苦痛も含めて），治療ゴールの説明
保湿性外用薬，外用法の具体的な説明，適正治療に向けての患者教育

  寛解        増悪→    寛解導入療法
（なんら徴候や症状がない） 痒みや炎症をすみやかに軽減する
            ←軽快    ・ステロイド外用薬
                    ・タクロリムス軟膏

                寛解維持療法
              （症状が持続，あるいは頻回に再燃を繰り返す場合）
              ・再燃の徴候があらわれたら，症状の拡大増悪を防止
                するために早期にタクロリムス軟膏を使用する
              ・ステロイド外用薬は，悪化した症状に応じて間欠的に
                使用する

  合併症治療          重症・最重症・難治性状態
・細菌感染治療：       ・ランクの高いステロイド外用薬
  抗菌薬の内服         ・シクロスポリン内服
  あるいは外用         ・ステロイド内服
・ウイルス感染治療：    ・紫外線療法
  抗ウイルス薬の       ・心身医学的療法
  内服あるいは外用

保湿剤の継続

補助療法
・抗ヒスタミン薬
  /抗アレルギー薬
  の内服
・増悪因子の除去
・心身医学的療法
```

図33 アトピー性皮膚炎：治療の手順

(Ellis C, et al. International Consensus Conference on Atopic Dermatitis II (ICCADII): clinical update and current treatment strategies. Br J Dermatol. 2003; 148: 3-10)

C. アトピー性皮膚炎

1. 原因・悪化因子

年齢によって原因，悪化因子は異なります．食物，花粉，ダニ，ハウスダスト，ペットなどは，**特異的IgE**が参考になります．原因，悪化因子は1つだけでなく，複数関与している場合がありますので，総合的に判断します．

大きく，12歳以下と13歳以上に分かれます．

● 12歳以下
① 食物（卵，牛乳，小麦，大豆など）
② 汗
③ 乾燥
④ 掻破
⑤ 物理化学的刺激（よごれ，石けん，洗剤，衣服のこすれなど）
⑥ ダニ，ホコリ，ペットなど
⑦ 細菌，真菌

● 13歳以上
① 汗
② 乾燥
③ 掻破
④ 物理化学的刺激（よごれ，石けん，洗剤，衣服のこすれなど）
⑤ 細菌，真菌
⑥ ダニ，ホコリ，ペットなど
⑦ ストレス
⑧ 食物（卵，牛乳，小麦，大豆，甲殻類など）

2歳未満では，食物（卵，牛乳，小麦，大豆など），汗，乾燥が多く，2～12歳まででは，汗，乾燥，掻破が多くなってきます．13歳以上では，汗，乾燥，掻破が多く結構，ストレスの関与があります．

> 感作であって，必ずしも原因，悪化因子とは限らないので，特異的IgEの解釈に当たっては，問診などで総合的に判断した方がいいでしょう．ペットを飼育していると，感作されていることが多いのですが，実際に原因かどうかは，一時的に離れると改善するなどの判断をしないと，処分されてしまうペットを増やすことになりかねません．

表15 アトピー性皮膚炎のスキンケアの実際

1. 皮膚の清潔
   毎日の入浴・シャワー
   - 汚れは速やかにおとす．しかし，強くこすらない．
   - 石けん・シャンプーを使用するときは洗浄力の強いものは避ける．
   - 石けん・シャンプーは残らないように十分にすすぐ．
   - 痒みを生じるほどの高い温度の湯は避ける．
   - 入浴後にほてりを感じさせる沐浴剤・入浴剤は避ける．
   - 患者あるいは保護者には皮膚の状態に応じた洗い方を指導する．
   - 入浴後には，必要に応じて適切な外用薬を塗布する．

2. 外用薬による皮膚の保湿・保護
   保湿・保護を目的とする外用薬
   - 保湿・保護を目的とする外用薬は皮膚の乾燥防止に有用である．
   - 入浴・シャワー後には必要に応じて保湿・保護を目的とする外用薬を塗布する．
   - 患者ごとに使用感のよい保湿・保護を目的とする外用薬を選択する．
   - 軽微な皮膚炎は保湿・保護を目的とする外用薬のみで改善することがある．

   保湿・保護を目的とした主なスキンケア外用薬（医薬部外品も含む）

一般名	代表的な製品名
1）皮表の保湿を主としたもの	
ヘパリン類似物質含有	ヒルドイドクリーム®*，ヒルドイド®ソフト軟膏**，ヒルドイドローション（0.3% ヘパリン類似物質含有）
尿素製剤	ケラチナミン®軟膏*（20%），パスタロン®ソフト**（10%），パスタロン®ローション（10%），ウレパール®*（10%），ウレパール®ローション（10%），フェルゼアHA20クリーム*（20%），フェルゼアDXローション（10%）
2）皮表の保護を主としたもの	
白色ワセリン	局方白色ワセリン，サンホワイト®(精製ワセリン)，プロペト®（精製ワセリン）
亜鉛華軟膏	サトウザルベ（10%亜鉛華軟膏），ボチシート（リント布に10%亜鉛華軟膏塗布）
その他	アズノール®軟膏***（ジメチルイソプロピルアズレン含有）

   *：基剤はバニシングクリーム型親水軟膏（O/W），**：基剤はコールドクリーム型吸水軟膏（W/O），***：基剤は精製ラノリン・白色ワセリン含有

3. その他
   - 室内を清潔にし，適温・適湿を保つ．
   - 新しい肌着は使用前に水洗いする．
   - 洗剤はできれば界面活性剤の含有量の少ないものを使用し，十分にすすぐ．
   - 爪を短く切り，なるべく掻かないようにする（手袋や包帯による保護が有用なことがある）．

   など

（日本アレルギー学会．アレルギー総合ガイドライン2013．東京：協和企画；2013）

2. スキンケア（表15, 16）

皮膚のバリア機能異常がアトピー性皮膚炎の原因の1つと報告されています．そのため，バリア機能を保つために，スキンケアが必要になります．皮膚のバリア機能を保つためには，正常な皮膚の状態を知っておく必要があります．

皮膚のバリア機能に関わる因子です．

天然保湿因子：水分保湿保持能が強く，角層の水分保持に重要です．

セラミド：表皮角化細胞の周りを埋めています．

角質 pH：弱酸性です．

角質の pH↑の原因
① 石けんが皮膚に残っている場合
② タクロリムス軟膏
③ 乾燥

> 小児の皮膚の特徴として，角質のpHが成人より高いですので，pHを下げる弱酸性の石けんがよいでしょう．

乾燥すれば角質 pH↑で，角質 pH↑でさらに乾燥するという悪循環に陥ります（図34）．

図35を使って，いかにスキンケアによって，経皮感作が防げるか説明しています．

表16 保湿剤の種類

	成分名	水または脂質	
皮膚の保護	プラスチベース	水溶性	
	ワセリンなど	脂質	作用時間が長く刺激性が少ない
	植物油	脂質	オリーブ油，椿油，ひまわり油
	アズノール	脂質	抗炎症作用，アズレンとワセリン
	亜鉛華(単)軟膏	脂質	抗炎症作用，白色軟膏と流動パラフィンを基材
	サトウザルベ	脂質	酸化亜鉛，なたね油，サラシミツロウを含む
皮膚の水分保持	尿素含有軟膏		角質の水分保持，刺激性あり
	ヒルドイド		ヘパリン類似，刺激性が弱く，保湿性が高い

（清益功浩．アトピーを正しく知って治す新常識．東京：講談社；2011）

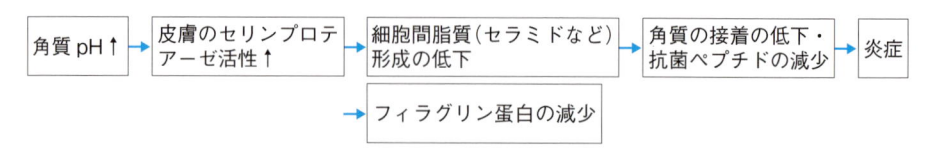

角質 pH ↑ → 皮膚のセリンプロテアーゼ活性↑ → 細胞間脂質(セラミドなど)形成の低下 → 角質の接着の低下・抗菌ペプチドの減少 → 炎症

　　　　　　　　　　　　　　　　　　→ フィラグリン蛋白の減少

図34 角質 pH ↑による炎症メカニズム

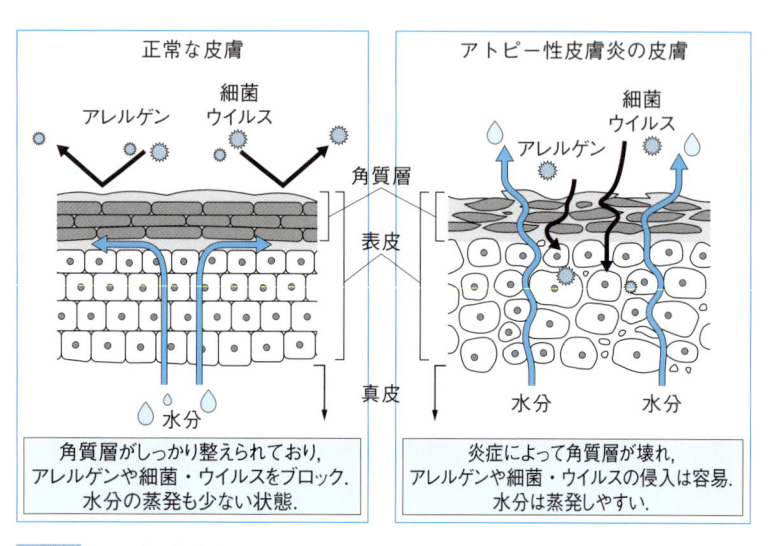

図35 アトピー性皮膚炎
（清益功浩．アトピー治療の常識・非常識～知ってなっとく！最新情報！東京：医薬経済社；2009）

3. 薬物療法

　薬物療法の中心は，外用薬です．drug delivery system から考えると，炎症の起こっている皮膚に抗炎症薬を使用することで副作用が少なくなります．

　症状がないか，軽微で QOL を保つことが大切です．そのためには，適切なステロイド外用薬を適切な量を使用して，まずは，炎症を抑えることが大切になります（図33）．

C. アトピー性皮膚炎

◆ステロイド外用薬の適応
① 急性,進行性の炎症性病変
② 痒疹,苔癬化病巣などの難治性病変
③ ステロイド外用薬の中止による急性増悪時
④ 感染症がみられないアトピー性皮膚炎
⑤ 保湿剤や皮膚保護だけでは無効な場合
⑥ 接触性皮膚炎の合併(ただし,ステロイド外用薬で接触性皮膚炎を起こす)

表17 外用薬の種類(外用薬は,基剤によってその特徴が異なります)

基剤	成分	長所	短所	湿疹
軟膏	ワセリンなどの油脂	皮膚を保護・柔軟安定	べとつく 洗い落としにくい	水疱などの水分を持った湿疹には向かない
クリーム(水に油)	水・油成分	浸透性大,目立たず,塗った感じが自然,塗ったのびがいい,水洗い可	乾燥しやすく,刺激性もある	びらんや皮膚が盛り上がった角化には向かない
クリーム(油に水)	水・油成分	水洗いは少し可	ややべとつく	
ローション乳液	水成分	目立たず,塗ったのびがいい,冷却感がよい,水洗い可	乾燥しやすく,流れやすい 分離する	
ローション溶液	アルコール類と水	目立たず,塗った感じ,冷却感がよい	乾燥しやすく,流れやすい 刺激性もある	掻いた部分では刺激性があって向かない
ゾル	粘稠のある溶解液	浸透性大,目立たず,塗ったのびがいい	乾燥しやすく,刺激性がある	
ゲル	ゼリー状	浸透性大,目立たず,塗ったのびがいい	乾燥しやすく,刺激性もある	
エアロゾル(スプレー)	水,アルコール類	広範囲に使用できる	可燃性 投与量が不明	赤い紅斑や水疱に効果的
テープ	フィルムと樹脂粘着剤	使用に便利	連用により使用量が多くなり,範囲も狭い	

(清益功浩. アトピーを正しく知って治す新常識. 東京:講談社;2011)

ステロイド外用薬の使用は原則，1日2回使用し，できれば，2週間で症状を評価することが重要です（表17, 18, 図36）．

外用薬の使用は1FTU（finger tip unit）といって，成人の人差し指の指腹側末梢部に乗る軟膏量（約0.5g）で成人の両手掌の表面積（体表面積の約2％）をカバーする形で塗布します（図37）．

外用薬は患児によって選択した方がいいでしょう（表17）．基本は軟膏で，夏場などではクリームやローションへの変更も考えましょう．

> 外来では，この外用の仕方を必ず説明しています．どうしても，恐れて薄く塗布したり，ベタベタにしたりすることがありますので，適切な塗り方は，ティッシュペーパーがつきそうとか，ピカッと反射している感じであることを伝えています．

表18 ステロイド外用薬の分類

薬効	一般名	代表的な製品名
Ⅰ群 ストロンゲスト	クロベタゾールプロピオン酸エステル ジフロラゾン酢酸エステル	デルモベート ジフラール，ダイアコート
Ⅱ群 ベリーストロング	モメタゾンフランカルボン酸エステル ベタメタゾン酪酸エステルプロピオン酸エステル フルオシノニド ベタメタゾンジプロピオン酸エステル ジフルプレドナート アムシノニド ジフルコルトロン吉草酸エステル 酪酸プロピオン酸ヒドロコルチゾン	フルメタ アンテベート トプシム，シマロン リンデロン-DP マイザー ビスダーム ネリゾナ，テクスメテン パンデル
Ⅲ群 ストロング	デプロドンプロピオン酸エステル デキサメタゾンプロピオン酸エステル デキサメタゾン吉草酸エステル ベタメタゾン吉草酸エステル ベクロメタゾンプロピオン酸エステル フルオシノロンアセトニド	エクラー メサデルム ボアラ，ザルックス リンデロン-V，ベトネベート プロパデルム フルコート
Ⅳ群 マイルド	プレドニゾロン吉草酸エステル酢酸エステル トリアムシノロンアセトニド アルクロメタゾンプロピオン酸エステル クロベタゾン酪酸エステル ヒドロコルチゾン酪酸エステル	リドメックス レダコート，ケナコルト-A アルメタ キンダベート コロイド
Ⅴ群 ウィーク	プレドニゾロン	プレドニゾロン

C. アトピー性皮膚炎

	薬物療法の基本例	→ 十分な効果が認められない場合（ステップアップ） ← 十分な効果が認められた場合（ステップダウン）			
		軽症	中等症	重症	最重症
		面積にかかわらず軽度の皮疹のみ見られる	強い炎症を伴う皮疹：体表面積の10％未満	強い炎症を伴う皮疹：10％以上30％未満	強い炎症を伴う皮疹：30％以上 原則一時入院
	保湿剤・保護剤（軽症から最重症まで使用可能）				
2歳未満	全年齢 必要に応じてステロイド外用薬（マイルド以下）	ステロイド外用薬（マイルド以下）	ステロイド外用薬（ストロング以下）	ステロイド外用薬（ストロング以下）	
2～12歳		タクロリムス 0.03%（2～12歳以下）*** ステロイドの使用が適切でない部位			
		ステロイド外用薬（ストロング以下）	ステロイド外用薬（ベリーストロング以下）	ステロイド外用薬（ベリーストロング以下）	
13歳以上		タクロリムス 0.03%（13～15歳）*** ステロイドの使用が適切でない部位 タクロリムス 0.1%（16歳以上）*** ステロイドの使用が適切でない部位			
		ステロイド外用薬（ベリーストロング以下）	ステロイド外用薬（ベリーストロング以下）	ステロイド外用薬（ベリーストロング以下）	
使用する軟膏量の目安（5gチューブ）	ごく少量	0.5本以内（2.5g） 5FTU	0.5～1.5本（7.5g） 15FTU	1.5～5本（25g） 50FTU	
内服薬	抗ヒスタミン薬・抗アレルギー薬・漢方薬（必要に応じて使用する）			経口ステロイド（必要に応じて一時的に）* シクロスポリン（ネオーラル®）**,***	

* 使用する場合は入院のうえ，専門医と連絡をとりながら使用する．
** 16歳以上で最重症の患者が適応．3カ月以内に休薬する．
*** 添付文書にしたがい使用する．

図36 アトピー性皮膚炎のステロイド外用薬の使用法
（日本アレルギー学会．アレルギー総合ガイドライン2013．東京：協和企画；2013）

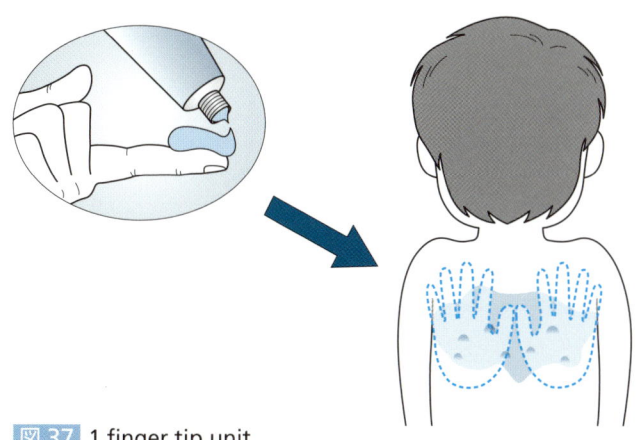

図37 1 finger tip unit
大人の人指し指で，両手の掌サイズ

乳幼児では副作用が少ないので，できるだけ早期に寛解にしていくのが大切です．ステロイドへの懸念のある保護者には，図38と表19をみせて，2歳までにしっかりとステロイドでよくすることが大切と説明しています．

外用療法は，保湿剤を中心としてスキンケア，炎症を抑えるためのステロイド外用薬，タクロリムス軟膏が中心になります．まずは，寛解させることが大切で，その後，寛解を維持するために，2つの方法があります．湿疹の悪化時にのみ外用療法を行う reactive 療法（図39），症状に関わらず定期的に外用療法を続け皮膚症状の再燃を抑制する proactive 療法（図40）です．いずれにしても，最初にしっかりとステロイド外用薬でよくして，早め早めにステロイド外用薬で対処することが1つの方法です．

> ステロイド外用薬は皮膚炎を抑える対症療法のため，ステロイド外用薬を中止するとリバウンドして悪化します．そのため上手な使用法が望まれ，同時に生活指導が大切です．

◆タクロリムス軟膏

現在，2〜15歳に0.03％軟膏と16歳以上に0.1％軟膏があります．小児では0.03％軟膏しか使用しません．タクロリムスはTリンパ球のサイトカインの経路をブロックして機能を抑制し，皮膚のバリア機能改善作用があると報告されています．分子量が大きく正常な皮膚からは吸収されません．これがリバウンドの少ない根拠になっています．原則的には1日1回入浴後に使用し，外用後は過度な紫外線は避けます．2〜5歳（20 kg未満）で1回1g，6〜12歳（20〜50 kg）で1回2〜4g，13〜15歳（50 kg以上）で1回5gです．1本が5gですから，学童期では1日1本になります．最大1日2回までです．副作用は外用初期に灼熱感などの刺激がありますが，ステロイド外用薬の併用，保湿剤の先行塗布で軽快します．皮膚感染症，びらん，潰瘍などには吸収の問題もあって，使用

C. アトピー性皮膚炎

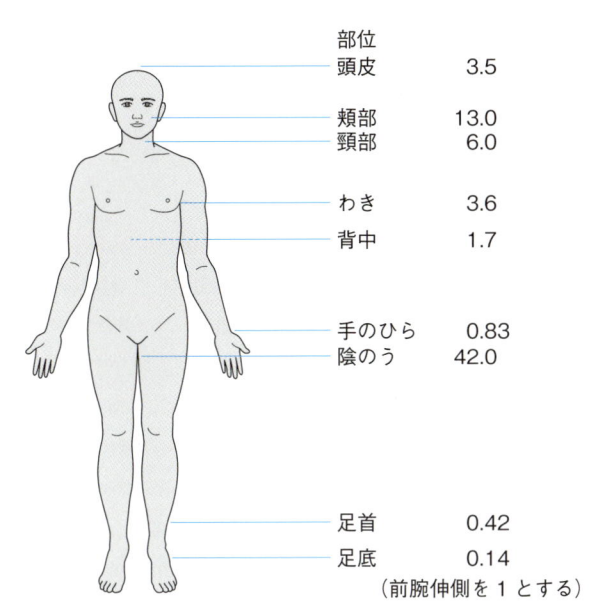

部位	
頭皮	3.5
頬部	13.0
頸部	6.0
わき	3.6
背中	1.7
手のひら	0.83
陰のう	42.0
足首	0.42
足底	0.14

（前腕伸側を1とする）

図38 ステロイド外用薬の部位による吸収率
(Feldmann RJ, et al. Regional variation in percutaneous penetration of 14C cortisol in man. J Invest Dermatol. 1967; 48: 181-3)

表19 ステロイド外用薬の局所性副作用

局所性副作用	2歳未満	2歳以上 13歳未満	13歳以上
頬部の血管拡張	0%	2.3%	13.3%
肘窩の皮膚萎縮	1.5	5.2	15.8
腋窩の皮膚萎縮	1.9	4.1	9.8
ざ瘡, 毛嚢炎	0	1.3	8.2
多毛	0.5	1	2.7
細菌感染症	1.4	2.1	2.5
真菌感染症	1.9	0.6	1.2
酒さ様皮膚炎	0	0.4	3.1
接触性皮膚炎	0	0.4	0.8
皮膚線条	0	0	1

(竹原和彦, 編. アトピー性皮膚炎. 大阪: 最新医学社; 2003)

■ 適量をしっかり外用する*＋保湿剤
□ 保湿剤は毎日欠かさず全身に塗る
外用薬*はその日痒かったところに1日1回重ね塗りする
*ステロイド外用薬・タクロリムス外用薬

軽快している期間がだんだん伸びてくる

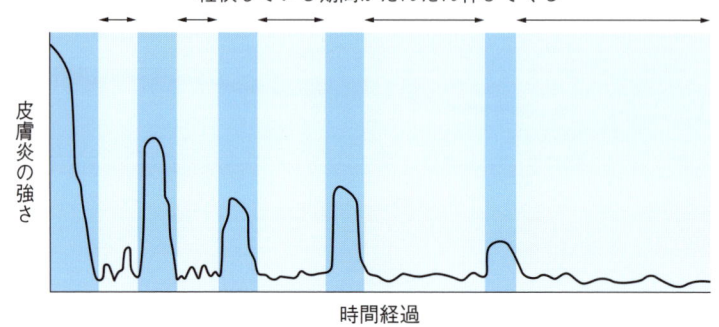

皮膚炎の強さ

時間経過

図39 アトピー性皮膚炎の reactive 療法
(日本アレルギー学会. アレルギー総合ガイドライン2013. 東京：協和企画；2013)

■ 適量をしっかり外用する*＋保湿剤
■ 症状が軽くても今まで発疹が出たところ全体に、
週に3〜2〜1日は薄く塗りのばす*
*ステロイド外用薬・タクロリムス外用薬
□ 保湿剤は毎日欠かさず全身に塗る

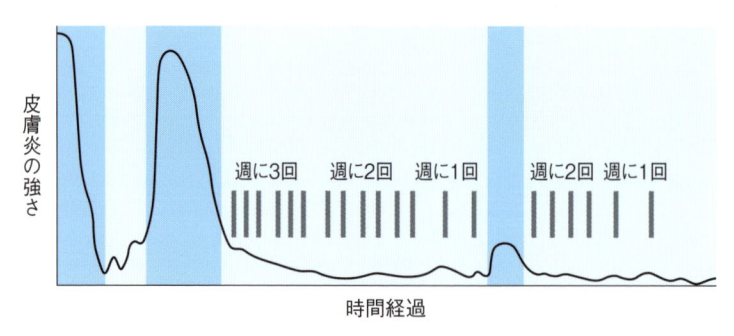

皮膚炎の強さ

週に3回　週に2回　週に1回　　週に2回　週に1回

時間経過

図40 アトピー性皮膚炎の proactive 療法
(日本アレルギー学会. アレルギー総合ガイドライン2013. 東京：協和企画；2013)

できません.

　非ステロイド性抗炎症外用薬は，接触性皮膚炎の増加などであまり使用されなくなりました．最近は，基本的に使っていません．

　紫外線療法は，13歳未満は適応がありませんので，小児では行われません．

　シクロスポリン療法は，成人では重症アトピー性皮膚炎で行われていますが，小児ではあまり行われていません．小児ではどうしても感染症が多いため，全身的な免疫抑制を最低限にしたいものです．

　内服薬については，ヒスタミンH_1受容体拮抗薬，抗アレルギー薬，ステロイド薬がありますが，第5章でまとめて説明したいと思います．

■症例

ステロイド忌避によりコントロール不良の重症アトピー性皮膚炎の1例[1]

主訴：湿疹

妊娠分娩歴：出生体重 2460 g　正期産，男児，第3子

家族歴：5歳の姉にアトピー性皮膚炎，気管支喘息（ステロイド外用薬の難治例で両親はステロイド忌避）

現病歴：生後1カ月 4044 g で湿疹が出現し，生後3カ月 6200 g で伝染性膿痂疹，単純疱疹と診断され，治療を受けていました．近医でのプリックテストで小麦，牛乳陽性であったため，アトピー性皮膚炎，食物アレルギーの診断を受け，同所に月1回通院をしていました．生後6カ月 5800 g と体重は減るもの近医の指導のもと，栄養は母乳に玄米粥を追加されたもののみでした．その頃より頻回の水様便，活動性低下に気付かれ，生後7カ月で体重 4500 g となり，別の医療機関より当科紹介となりました．

理学的所見：体重 4500 g　−4.0 SD，身長 63.3 cm　−2.5 SD，頭囲 41.5 cm　−1.9 SD，体温：35.6 ℃

追視あり，定頸済，寝返りなし，笑顔少ない，しきりに顔・頭部をこする．

軀幹・臀部・四肢近位部の痩せと末梢浮腫

皮膚は全身乾燥と丘疹

顔に紅斑と浸潤面

血液検査所見では，低アルブミン血症，低蛋白血症，高尿素窒素血症，高カリウム血症，甲状腺機能低

---

1) 清益功浩, 他. MRSA 菌血症を起こした重症アトピー性皮膚炎の1例. 小児科臨床. 2013; 66: 1061-6.

C. アトピー性皮膚炎

下症でした．頭部 CT も前頭葉のやや萎縮傾向がありました（図41）．

入院時血液検査：

WBC	35000 /μL	TP	4.4 g/dL
Neut.	6.0 %	Alb	2.6 g/dL
Eo.	68.5 %	T-cho	130 mg/dL
Baso.	0.0 %	LDH	466 IU/L
Mono.	3.0 %	AST	53 IU/L
Lymph.	22.5 %	ALT	34 IU/L
RBC	494×10⁴ /μL	ALP	282 IU/L
Hb	12.9 g/dL	BUN	26.8 mg/dL
Hct	36.6 %	Cre	0.35 mg/dL
Plt	35.1×10⁴ /μL	Na	124 mEq/L
		K	7.6 mEq/L
		Cl	100 mEq/L
		Ca	8.9 mg/dL
		CRP	0.1 mg/dL
		TSH	25.176 μIU/mL
		fT3	2.58 pg/mL
		fT4	0.94 ng/dL

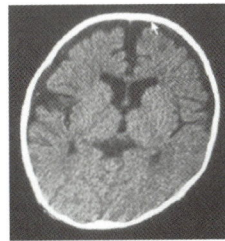

図 41 入院時頭部 CT

入院時アレルギー検査：

IgE	12431 IU/mL	IgA	17 mg/dL
TARC	658 pg/mL	IgM	33 mg/dL
IgG	342 mg/dL		
特異的 IgE	コムギ	>100 (6)	U_A/mL
	ω5グリアジン	99.8 (5)	U_A/mL
	ランパク	>100 (6)	U_A/mL
	オボムコイド	50.6 (5)	U_A/mL
	ギュウニュウ	24.8 (4)	U_A/mL
	ダイズ	>100 (6)	U_A/mL
	ピーナッツ	13.8 (3)	U_A/mL

第4章 小児に多いアレルギー性疾患の診かた・考えかた

コメ	48.7	(4)	U_A/mL
タラ	71.6	(5)	U_A/mL
イワシ	>100	(6)	U_A/mL
カニ	0.49	(1)	U_A/mL
エビ	0.57	(1)	U_A/mL
ソバ	12.6	(3)	U_A/mL
ハウスダスト1	8.93	(3)	U_A/mL
ヤケヒョウダニ	2.72	(2)	U_A/mL

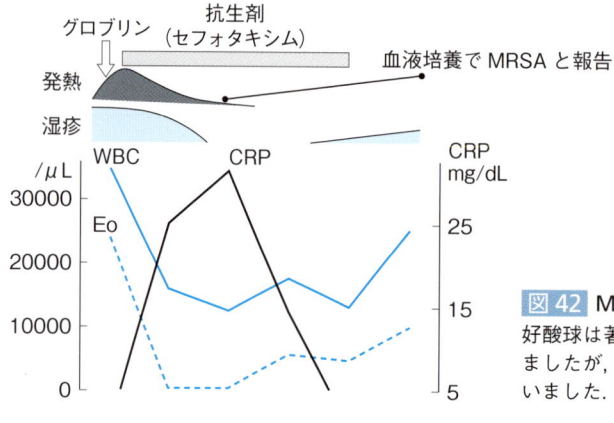

図42 MRSA菌血症時の好酸球の推移
好酸球は著減し，臨床的にも湿疹改善しましたが，ステロイド外用拒否し続けていました．

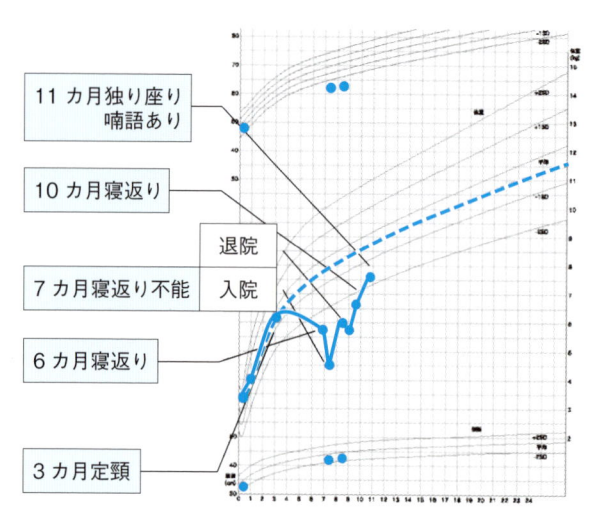

図43 標準発育曲線との比較

経過では，MRSA の菌血症を合併しました（図42）．皮膚からの感染と思われます．適切な指導で体重は増加しました（図43）．

本症例の重症アトピー性皮膚炎になった病態です（図44）．鎮静性抗ヒスタミン薬2剤，抗アレルギー薬，ポピドンヨードによる全身消毒といった不適切な治療が原因と思われます．

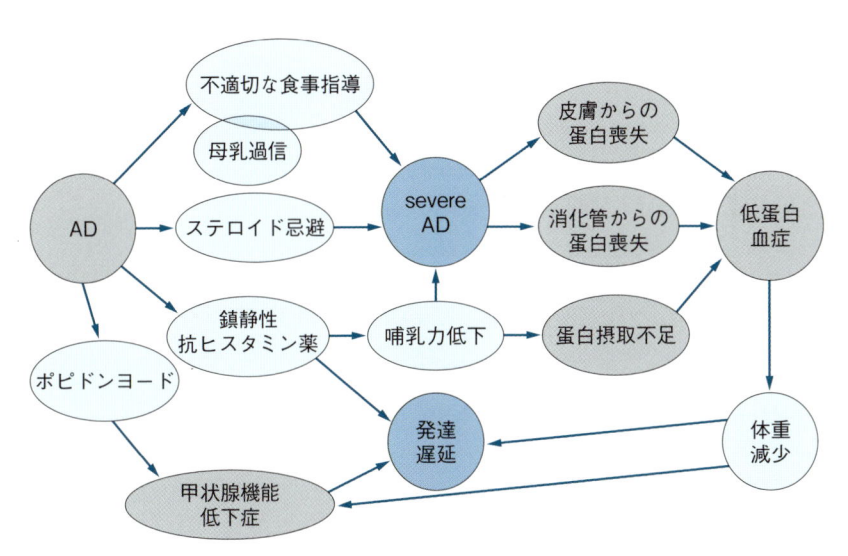

図44 本症例の体重減少と AD 重症化の原因
AD：アトピー性皮膚炎

D 気管支喘息

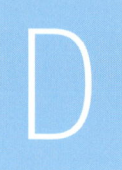

■定義

　小児気管支喘息治療・管理ガイドライン2012によれば，「発作性に起こる気道狭窄によって，喘鳴や呼気延長，呼吸困難を繰り返す疾患である．これらの臨床症状は自然ないし治療により軽快，消失するが，ごく稀には致死的となる．気道狭窄は，気道平滑筋収縮，気道粘膜浮腫，気道分泌亢進を主な成因とする．基本病態は，慢性の気道炎症と気道過敏性であるが，小児においても気道の線維化，平滑筋肥厚など不可逆的な構造変化（リモデリング）が関与することもある．喘息の発症には特定の遺伝因子と環境因子の両者が相互に作用し合って，関与すると考えられる」と定義されています．

　発作のないときでも，慢性炎症が起こっており，長期管理が必要です（図45）．

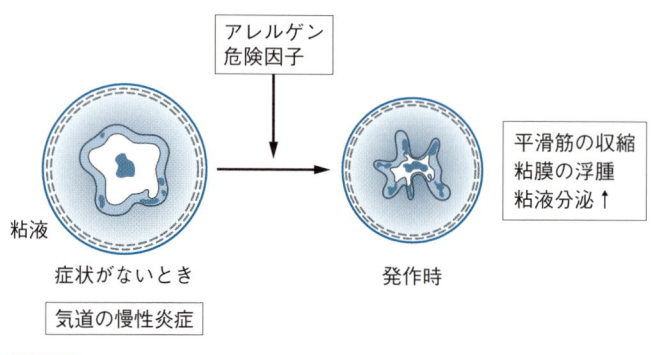

図45 気管支喘息の病態

D. 気管支喘息

　小児気管支喘息の症状は，このような気管の状態ですから，喘鳴，咳嗽，呼気の延長を伴う呼吸困難で，喘息発作時には，呼気性の呼吸困難で，病状が進行すれば，吸気性の呼吸困難になります．

　小児の発育を考えたときに，幼少期のウイルス感染が気管支喘息の危険因子になることが報告されています．
　3歳までにライノウイルスに感染すると，6歳時に喘息になりやすいとする報告があります[2]．

乳幼児ではRSウイルス感染が重症化しやすいです．RSウイルス感染も喘息の発症因子，悪化因子として報告されています[1]．

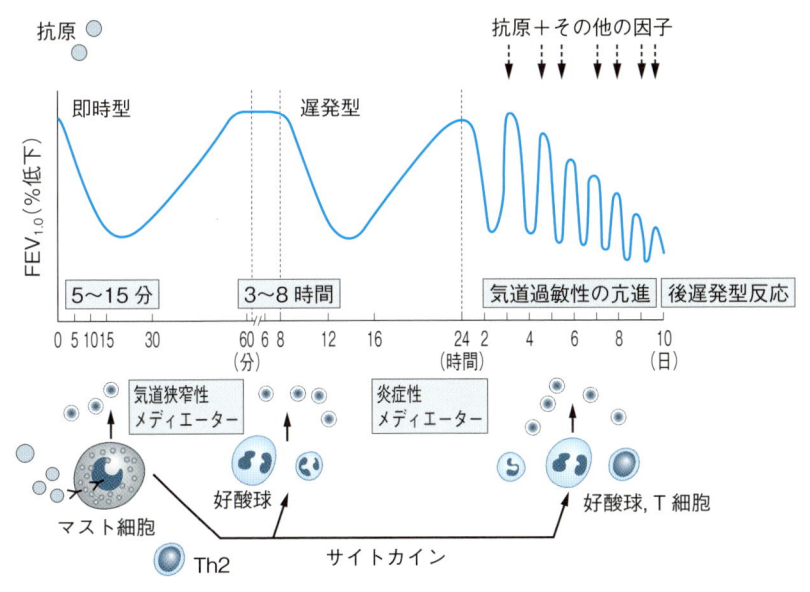

図46　喘息の時間的経過

1) Pullan CR, et al. Wheezing, asthma, and pulmonary dysfunction 10 years after infection with respiratory syncytial virus in infancy. Br Med J (Clin Res Ed). 1982; 284: 1665-9.
2) Jackson DJ, et al. Wheezing rhinovirus illnesses in early life predict asthma development in high-risk children. Am J Respir Crit Care Med. 2008; 178: 667-72.

喘息には2相性があって、数分で気管支内腔が狭くなる時期と数時間後に気管支内腔が狭くなる時期があります．前者には，ヒスタミンやロイコトリエンなどのメディエーターが関与しています．後者では，炎症性細胞が集まってきて，炎症を起こします（図46，47）．

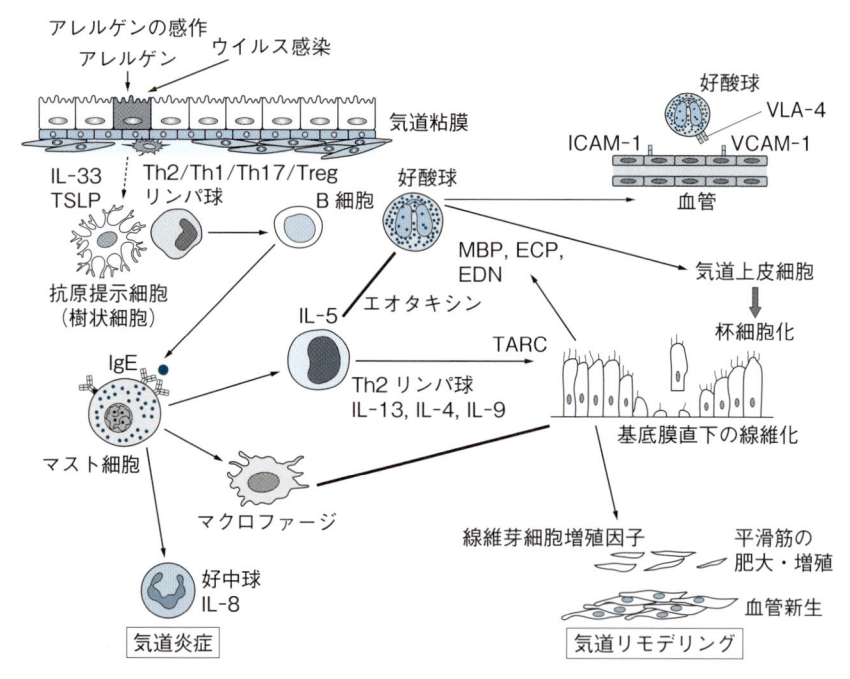

図47 喘息の病態
気管支喘息で起こっている炎症の状態です．気管支の炎症を繰り返すことで，血管新生，平滑筋の肥大・増殖，線維芽細胞の増殖などの気道リモデリングが起こってきます．
TSLP: thymic stromal lymphopoietin, MBP: major basic protein, ECP: eosinophil cationic protein, EDN: eosinophil derived neurotoxin, ICAM-1: intercellular adhesion molecule-1, VCAM-1: vascular cell adhesion molecule-1, VLA-4: very late antigen-4
（日本アレルギー学会．アレルギー総合ガイドライン2013．東京: 協和企画; 2013）

D. 気管支喘息

■小児気管支喘息の検査

1. 問診

症状の確認はもちろんのこと，アレルギー疾患の既往歴，家族歴を聴取しましょう．アレルギーマーチの点で，既往歴は重要です．さらに，気道過敏性を問診から判断するには，運動，冷気，タバコの煙，花火の煙，風邪を引いたとき，砂埃などの環境的な因子で，咳や喘鳴がでるかどうかを聞いておきたいものです．

> 家庭内の禁煙はすすめておきたいものです．禁煙プログラムを利用しましょう．

2. 血液検査

末梢血の好酸球が増多しています．非特異的IgEも高値を示し，ダニ，ハウスダスト，ペットの毛や花粉などに対する特異的IgEが陽性または高値を示します．皮膚試験で，ダニ，ハウスダスト，ペットの毛や花粉などの感作が検査できます．しかし，これらは，感作またはアレルギーの有無を検査するものなので，気管支喘息かどうかの診断にあたっては呼吸機能検査が重要です．

3. 呼吸機能検査

可逆的な気流の制限を検査します．5歳以上で可能です．

●スパイロメトリー（図48）

時間と肺気量の変化をプロットした曲線のグラフです．これによって，FVC（forced vital capacity，努力肺活量）とFEV$_{1.0}$（forced expiratory volume in second，1秒量）がわかります．喘息では，気流の制限がありますから，FEV$_{1.0}$の低下（基準値の80％未満）になりますが，実際に下がっている例は重症例になります．

> FEV$_{1.0}$が80％未満になる例は少なく，むしろ，フローボリューム曲線が小児では重要です．上に凸か下に凸かで，末梢気道の閉塞を考えます

●フローボリューム曲線（図48, 49）

肺活量と気流速度をプロットした曲線のグラフです．最大呼気流量 peak expiratory flow（PEF）は中枢気道について，$\dot{V}_{50}$（50％肺気量くらいでの呼出流

第4章 小児に多いアレルギー性疾患の診かた・考えかた

A. スパイログラム

B. フローボリューム曲線

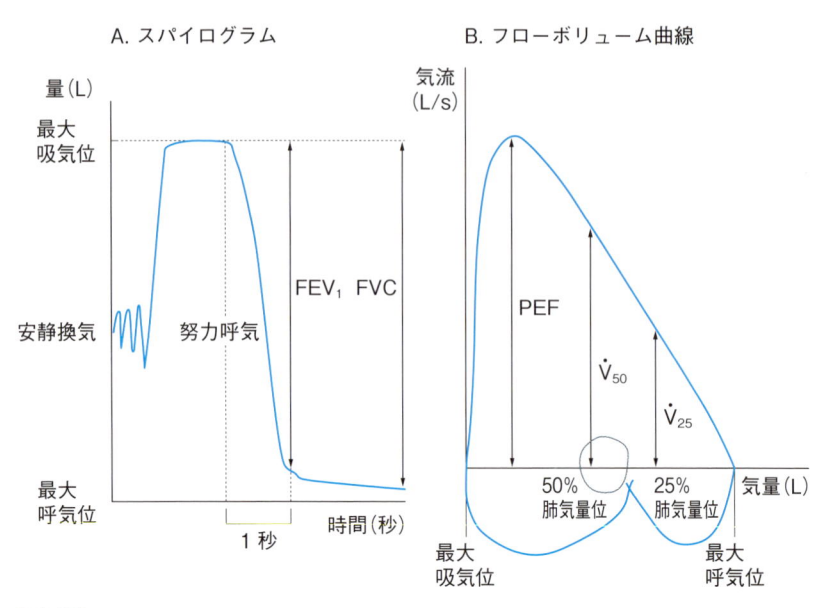

図48 スパイロメトリー（著者作図）

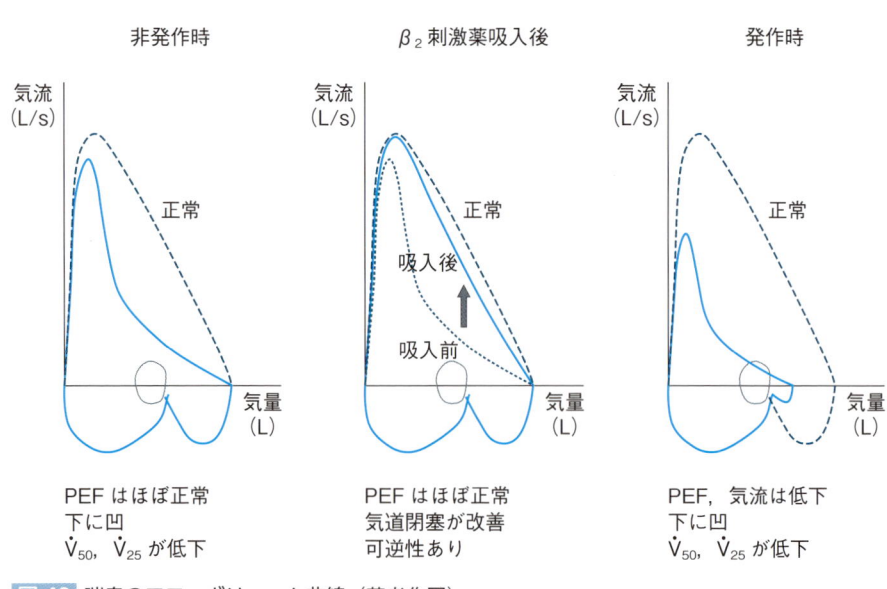

非発作時
PEF はほぼ正常
下に凹
$\dot{V}_{50}$, $\dot{V}_{25}$ が低下

β_2 刺激薬吸入後
PEF はほぼ正常
気道閉塞が改善
可逆性あり

発作時
PEF，気流は低下
下に凹
$\dot{V}_{50}$, $\dot{V}_{25}$ が低下

図49 喘息のフローボリューム曲線（著者作図）

量），$\dot{V}_{25}$（25％肺気量くらいでの呼出流量）は末梢気道についての指標になります．

● **気道可逆性試験**（図49）

気管支拡張薬の吸入前と吸入終了後15〜30分に$FEV_{1.0}$を測定し，$FEV_{1.0}$の変化を絶対量と改善率でみます．これによって，可逆性をみることができ，実際に，気道狭窄をみることができます．成人では，改善量200mLかつ改善率12％以上をもって，気道可逆性ありと判定しています．

● **ピークフロー（PEF）モニタリング**

簡易型のPEFで，自宅で経時的に測定することができます．気道の状態を客観的に経時的，経日的変化を追跡でき，自覚症状，他覚症状の早期発見ができ，日内変動，抗原の可能性，誘発因子の解明などができます．

● **血液ガス分析**

喘息は，呼吸困難を伴いますので，血液中の酸素が低下し，二酸化炭素が高くなります．

● **気道過敏性試験**

この検査はスパイロメトリーができれば，可能ですが，実際に，呼吸困難を起こすので，自覚症状を含めて，訴えができる年齢が望ましいと考えられます．実際には，専門医施設で，検査に立ち会える医療スタッフが充分確保できる医療機関で施行されています．

気道の平滑筋を刺激するメサコリン，アセチルコリン，ヒスタミンなどを吸入させる直接法と運動，過換気，蒸留水，マンニトール吸入させる間接法があります．アセチルコリン吸入試験では，1秒量が検査前から20％低下したときのアセチルコリンの濃度をPC20として，値が高いほど，気道過敏性がないことになります．運動負荷試験は，1秒量が運動前から運動後に最も低下した値との差が15％以上，PEFが運

ピークフロー（PEF）を元に喘息患者を指導した場合
1カ月目に75点
2カ月目以降は25点
月に1回「喘息治療管理料」として加算
ミニライト　4104円（税込）
15カ月加算しないといけない．
20歳以上で緊急受診した喘息患者では
重症喘息管理料　月1回
1カ月目に2525点
2カ月目以降は1975点
で加算で提供可能です．

（2014年現在）

動前から運動後に最も低下した値との差が20％以上で陽性になります．

● 呼気 NO（一酸化窒素）検査

気道粘膜の好酸球浸潤，気管支肺胞洗浄液中の好酸球比率に相関することから，喘息における好酸球炎症の指標として注目されています．最近，医療機器（NIOX MINO）として保険収載されました．ステロイド吸入治療中では喘息コントロール状況に関係なく，呼気 NO 値は低下しますので，その解釈には注意が必要です．

> 吸入ステロイド薬をしっかりと吸入しているかどうかを確認する手段としては有用かもしれません．

最近，音響信号を使ったインパルスとして気道に負荷して，気道抵抗を測定するインパルスオシロメトリーなどの呼吸機能検査が徐々に小児でも使用されるようになってきております．

■気管支喘息の自然歴

小児気管支喘息といっても，年齢によって，その病態を理解する必要があります．乳幼児では，感染症が多く，気道の構造上，気道感染で喘鳴を呈することがあります．3歳までの乳児喘息は，小児気管支喘息の発症年齢が2～3歳といわれているので，呼吸器感染症による喘鳴もあると，早期に診断することは困難です．そのため，確定した診断基準もないことから，早期介入による治療管理により小児気管支喘息患児の全体の入院数は減少しているものの，乳児喘息の入院は減少していません（図50）．このことから広義に，乳児喘息と診断するために，気道感染の有無に関わらず，明らかな呼気性喘鳴のエピソードを3回以上繰り返した場合に乳児喘息と診断しておきます．しかし，鑑別診断は重要で，気道異物を含めてしっかりと鑑別診断を行いつつ，治療的診断が必要ともいえま

> よく，外来でこの子は喘息ですかと心配して受診されることがあります．そのときに，保護者の喘息へのイメージを知っておく必要があります．悪いイメージであれば，喘息という言葉だけが一人歩きします．

D. 気管支喘息

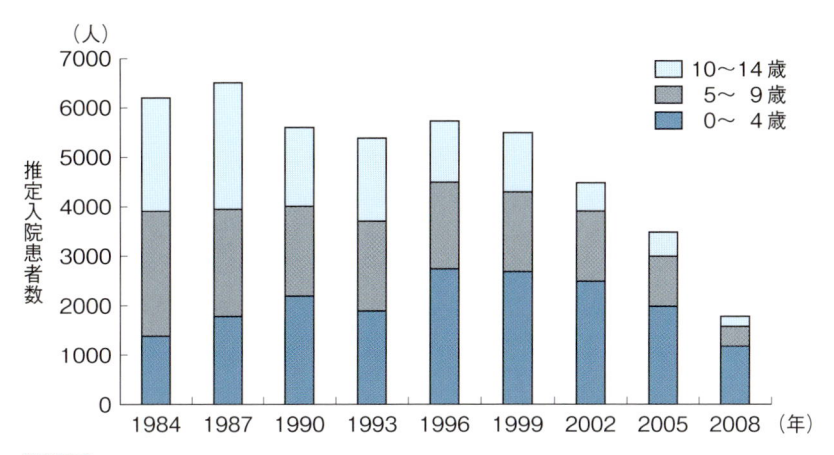

図50 小児喘息の入院患者数の推移

ICSを中心とする長期管理により, 5～9歳, 10～14歳の入院患者数は減少している. 一方, 0～4歳の乳幼児喘息の入院患者数は2002年の段階では減少していない. 現在, 乳幼児喘息における早期診断, 早期介入が重要視されている.
(厚生労働省大臣官房統計情報部患者調査（全国編）厚生統計協会およびInfo-CRDより)

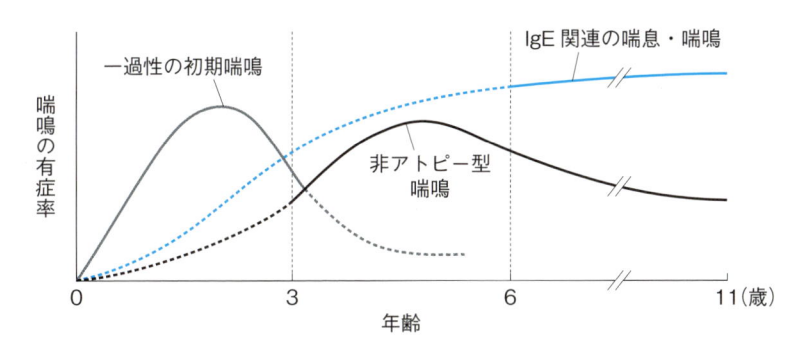

	一過性の初期喘鳴	非アトピー型喘鳴	IgE関連の喘息・喘鳴
原因	母親の妊娠中の喫煙など	呼吸器感染症など	IgE関与（アトピー型）
特徴	◎肺機能の成長が遅れ, ウイルス感染により喘鳴が起こる	◎6歳までにみられる ◎アレルギーと無関係である	◎過半数以上が3歳までに, 80％が6歳までに発症する ◎ウイルス感染により喘息症状の悪化や発作が起こる
治療	必要なし, 2～3歳以降に自然におさまる	β_2刺激薬	アレルギーマーチを考慮した治療を行う

図51 喘鳴の推移（喘鳴の phenotype）

(Martinez FD. Development of wheezing disorders and asthma in preschool children. Pediatrics. 2002; 109: 362-7)

す．そして，喘鳴のphenotypeを考えると，漫然と喘息の治療を行うのではなく，3歳時，6歳時に，喘息の診断を見直してもいいかもしれません（図51）．乳幼児では，年齢的に，気管支内腔が狭い，排痰が難しい，呼吸筋が弱い，気道感染を繰り返すなど，喘鳴を起こしやすい環境があります．

表20 発作強度の判定基準

		小発作	中発作	大発作	呼吸不全
呼吸の状態	喘鳴	軽度	明らか	著明	減少または消失
	陥没呼吸	なし～軽度	明らか	著明	著明
	呼気延長	なし	あり	明らか†	著明
	起坐呼吸	横になれる	座位を好む	前かがみになる	
	チアノーゼ	なし	なし	可能性あり	あり
	呼吸数	軽度増加	増加	増加	不定
覚醒時における小児の正常呼吸数の目安			<2カ月 2～12カ月 1～5歳 6～8歳	<60/分 <50/分 <40/分 <30/分	
呼吸困難感	安静時	なし	あり	著明	著明
	歩行時	急ぐと苦しい	歩行時著明	歩行困難	歩行不能
生活の状態	話し方	一文区切り	句で区切る	一語区切り	不能
	食事の仕方	ほぼ普通	やや困難	困難	不能
	睡眠	眠れる	時々目を覚ます	障害される	
意識障害	興奮状況	正	やや興奮	興奮	錯乱
	意識低下	なし	なし	ややあり	あり
PEF	（吸入前）	>60%	30～60%	<30%	測定不能
	（吸入後）	>80%	50～80%	<50%	測定不能
SpO_2（大気中）		≧96%	92～95%	≦91%	<91%
$PaCO_2$		<41mmHg	<41mmHg	41～60mmHg	>60mmHg

判定のためにいくつかのパラメーターがあるが，全部を満足する必要はない．
† 多呼吸のときには判定しにくいが，大発作時には呼気相は吸気相の2倍以上延長している．
注）発作強度が強くなると乳児では肩呼吸ではなくシーソー呼吸を呈するようになる．呼気，吸気時に胸部と腹部の膨らみと陥没がシーソーのように逆の動きになるが，意識的に腹式呼吸を行っている場合はこれに該当しない．
（日本小児アレルギー学会．小児気管支喘息治療・管理ガイドライン2012．東京：協和企画；2011より転載）

■小児気管支喘息の発作の状態

喘息発作の程度を治療上，把握する必要があります（表 20）．

喘息の発作がどの程度あるかどうかによって，気管支喘息の重症度を判断します．重症ほど，治療をステップアップする必要があり，また，現在の治療での重症度を判断します（表 21）．つまり，無治療で年に数回，季節性の咳嗽と軽度喘鳴が出現する状態と高用量の吸入ステロイドを使用して年に数回，季節性の咳嗽と軽度喘鳴が出現する状態とは同じ状態といえません．前者は間欠型ですし，後者は重症持続型です．このように，治療を考慮した重症度判断は大切です．

> 臨床現場では客観的数字で判断できる SpO_2 が有効です．ただ SpO_2 が低くても元気であったりしますので，その数値だけで判断せず，総合的に判断した方がいいでしょう．

表21 現在の治療ステップを考慮した小児気管支喘息の重症度の判断

症状のみによる重症度（見かけ上の重症度）	治療ステップ1	治療ステップ2	治療ステップ3	治療ステップ4
間欠型 ・年に数回，季節性に咳嗽，軽度喘鳴が出現する． ・ときに呼吸困難を伴うこともあるが，β刺激薬の頓用で短期間で症状は改善し，持続しない．	間欠型	軽症持続型	中等症持続型	重症持続型
軽症持続型 ・咳嗽，軽度喘鳴が1回/月以上，1回/週未満． ・ときに呼吸困難を伴うが，持続は短く，日常生活が障害されることは少ない．	軽症持続型	中等症持続型	重症持続型	重症持続型
中等症持続型 ・咳嗽，軽度喘鳴が1回/週以上．毎日は持続しない． ・ときに中・大発作となり日常生活が障害されることがある．	中等症持続型	重症持続型	重症持続型	最重症持続型
重症持続型 ・咳嗽，軽度喘鳴が毎日持続する． ・週に1〜2回，中・大発作となり日常生活や睡眠が障害される．	重症持続型	重症持続型	重症持続型	最重症持続型

（日本小児アレルギー学会．小児気管支喘息治療・管理ガイドライン 2012．東京：協和企画；2011 より転載）

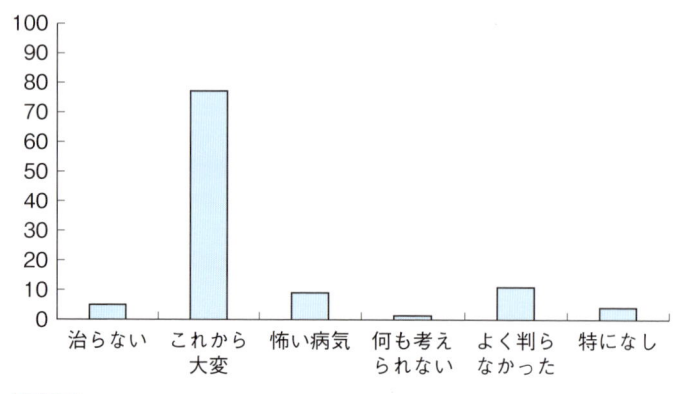

第4章 小児に多いアレルギー性疾患の診かた・考えかた

（棒グラフ：縦軸 0–100）
治らない / これから大変 / 怖い病気 / 何も考えられない / よく判らなかった / 特になし

図52 喘息患児をもつ保護者が喘息といわれたとき
（清益功浩, 他. 医療機関に受診する保護者に対する「小児気管支喘息」についての意識調査. 小児科臨床. 2011; 64: 489-94）

喘息児をもつ保護者：はい 66%、いいえ 13%、わからない 21%
喘息児のいない保護者：はい 58%、いいえ 13%、わからない 29%

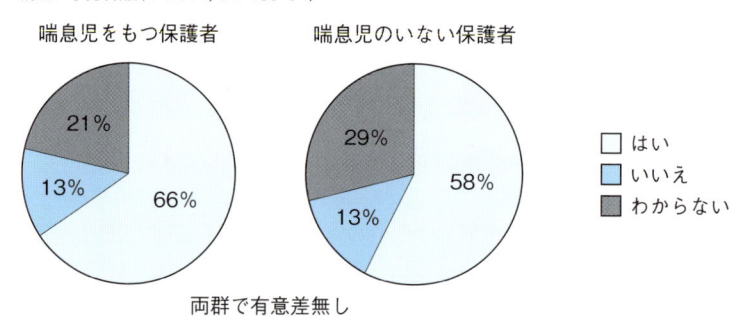

両群で有意差無し

図53 「ぜんそく」は治る病気？
（清益功浩, 他. 医療機関に受診する保護者に対する「小児気管支喘息」についての意識調査. 小児科臨床. 2011; 64: 489-94）

喘息児をもつ保護者：はい 67%、いいえ 11%、わからない 22%
喘息児のいない保護者：はい 53%、いいえ 22%、わからない 25%

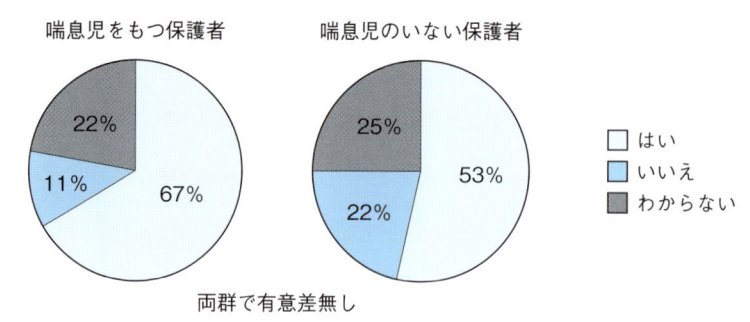

両群で有意差無し

図54 「ぜんそく」は死ぬことのある病気？
（清益功浩, 他. 医療機関に受診する保護者に対する「小児気管支喘息」についての意識調査. 小児科臨床. 2011; 64: 489-94）

D. 気管支喘息

■小児喘息に対する保護者の意識

これから大変という保護者が多かったことから，喘息という言葉のイメージが医療従事者と保護者と一致しているとは限らない可能性があります．

喘息のイメージについて質問した結果ですが，多くはこれからが大変だと思っています（図52）．

喘息のイメージとして，治る病気で死ぬこともある病気と理解している人が半数以上でした（図53, 54）．調査したフリーコメントには，表22の意見がありました．体が弱い，肺結核など誤解もみられました（表22）．

2004年に奈良県で小児気管支喘息管理に関するアンケート調査を行いました．喘息の発症年齢，および喘息診断年齢は全国的とほぼ同じですので，ここで掲載します（図55）．

著者は，奈良県で小児気管支喘息の調査を行い，全国と変わりないので，患者背景をここで示します（図56）．

表22 フリーコメント

	喘息児をもつ保護者	喘息児のいない保護者
・症状について 　苦しい，咳が止まらない，夜眠れない，息苦しい，咳がひどい，しんどい，発作が出る，運動できない，急に発作が起こる	44	87
・慢性・長期間かかる	6	11
・アレルギーの病気，遺伝する	4	14
・体が弱い	4	7
・早く病院に行けば治る，自己管理	4	4
・薬を持つ	2	5
・ホコリ，ダニが原因	2	11
・大きくなると治る	2	12
・運動で治る	1	2
・怖い病気	1	4
・大変ではない	1	0
・肺結核？	0	1
・気を使う	0	1

第4章 小児に多いアレルギー性疾患の診かた・考えかた

　小児気管支喘息は，男児に多く，年齢も6歳にほぼ診断されます．原因，悪化因子（図57）を患児および保護者は自覚されています．
　そこで，環境改善は重要になります（図58, 59）．

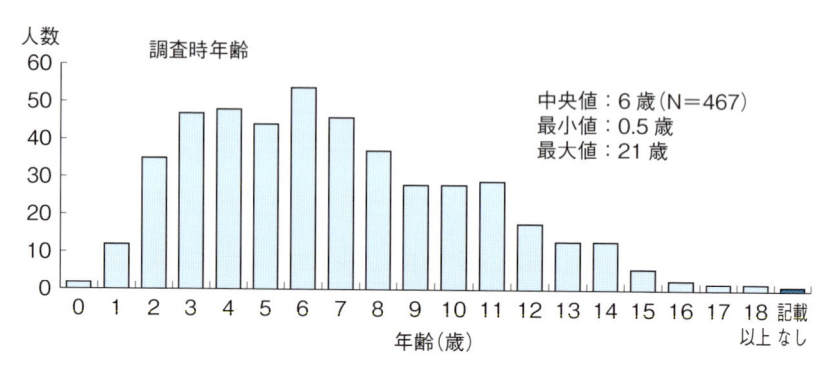

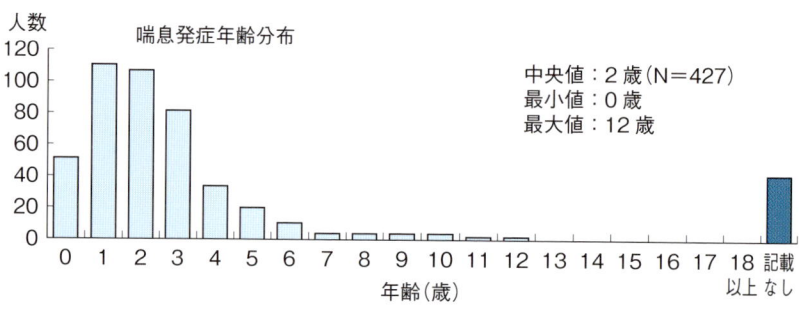

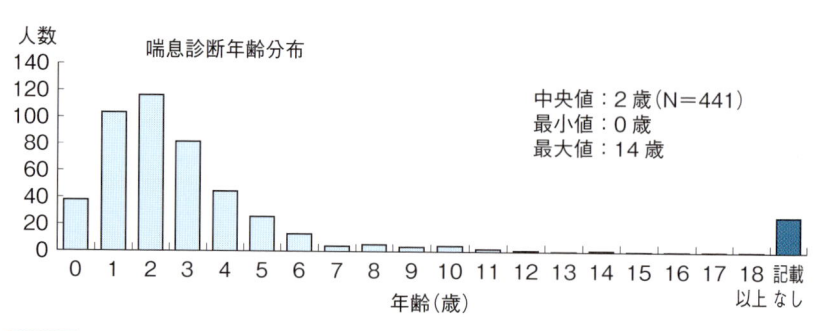

図55 喘息児の年齢分布・発症年齢分布・診断年齢分布
(清益功浩, 他. 奈良県における小児気管支喘息管理に関するアンケート調査. 日本小児アレルギー学会雑誌. 2006; 20: 100-8)

D. 気管支喘息

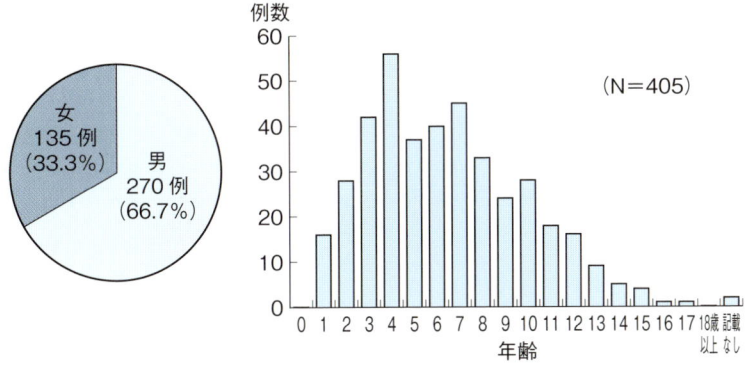

	2004年	2008年
中央値	6歳 (N=467)	6歳 (N=403)
最小値	0.5歳	1歳
最大値	21歳	17歳

図56 患者背景
(清益功浩, 他. 奈良県における小児気管支喘息管理に関するアンケート調査―2004年と2008年での比較. 日本小児アレルギー学会雑誌. 2009; 23: 222-30)

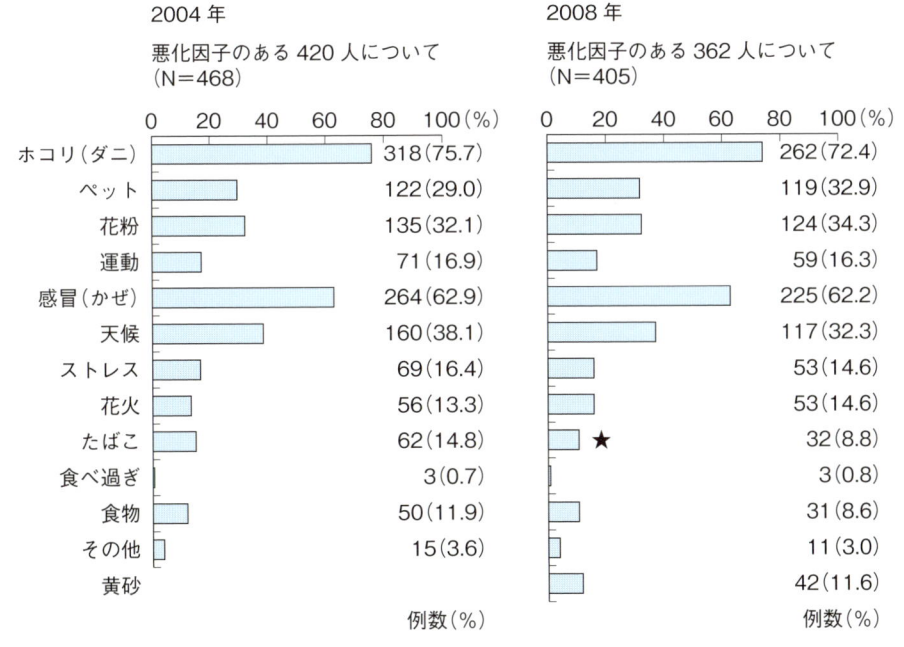

2004年 悪化因子のある420人について (N=468)

	例数(%)
ホコリ(ダニ)	318 (75.7)
ペット	122 (29.0)
花粉	135 (32.1)
運動	71 (16.9)
感冒(かぜ)	264 (62.9)
天候	160 (38.1)
ストレス	69 (16.4)
花火	56 (13.3)
たばこ	62 (14.8)
食べ過ぎ	3 (0.7)
食物	50 (11.9)
その他	15 (3.6)

2008年 悪化因子のある362人について (N=405)

	例数(%)
ホコリ(ダニ)	262 (72.4)
ペット	119 (32.9)
花粉	124 (34.3)
運動	59 (16.3)
感冒(かぜ)	225 (62.2)
天候	117 (32.3)
ストレス	53 (14.6)
花火	53 (14.6)
たばこ ★	32 (8.8)
食べ過ぎ	3 (0.8)
食物	31 (8.6)
その他	11 (3.0)
黄砂	42 (11.6)

★: χ^2検定で有意差あり

図57 喘息の悪化因子について
(清益功浩, 他. 奈良県における小児気管支喘息管理に関するアンケート調査―2004年と2008年での比較. 日本小児アレルギー学会雑誌. 2009; 23: 222-30)

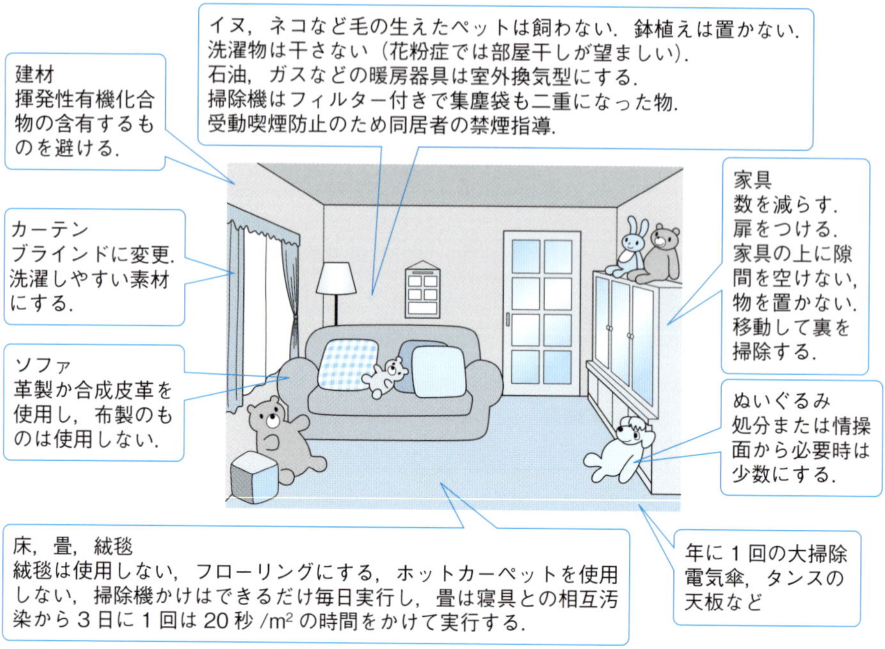

第4章 小児に多いアレルギー性疾患の診かた・考えかた

建材
揮発性有機化合物の含有するものを避ける．

イヌ，ネコなど毛の生えたペットは飼わない．鉢植えは置かない．
洗濯物は干さない（花粉症では部屋干しが望ましい）．
石油，ガスなどの暖房器具は室外換気型にする．
掃除機はフィルター付きで集塵袋も二重になった物．
受動喫煙防止のため同居者の禁煙指導．

家具
数を減らす．
扉をつける．
家具の上に隙間を空けない，物を置かない．
移動して裏を掃除する．

カーテン
ブラインドに変更．洗濯しやすい素材にする．

ソファ
革製か合成皮革を使用し，布製のものは使用しない．

ぬいぐるみ
処分または情操面から必要時は少数にする．

床，畳，絨毯
絨毯は使用しない，フローリングにする，ホットカーペットを使用しない，掃除機かけはできるだけ毎日実行し，畳は寝具との相互汚染から3日に1回は20秒/m^{2}の時間をかけて実行する．

年に1回の大掃除
電気傘，タンスの天板など

図58 室内環境の整備のポイント（図内では断定していますが，推奨されていることです）

喘息発作予防には大切
電気掃除機で1週間に1回20秒/m^{2}で吸塵
布団の丸洗い
防ダニ布団カバー，シーツの使用
高密度線維布団カバーの使用
防ダニ布団の使用
布団カバー，シーツのこまめな洗濯，日光干し，加熱・乾燥・殺菌ランプによる処理

家に多いチリダニの至適発育条件は室温25℃前後
相対湿度75%前後
ダニの主要抗原Derp1が2μg/g dustで感作成立
ダニの主要抗原Derp1が10μg/g dustで喘息発症
と報告されている

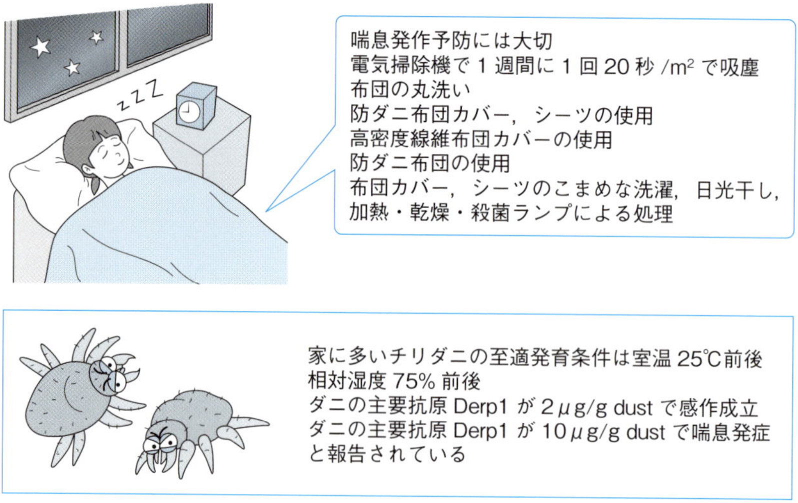

図59 寝具類の管理（図内では断定していますが，推奨されていることです）

D. 気管支喘息

■小児気管支喘息の治療

　ある程度，環境整備をした上（図58, 59）で，さらに喘息発作が起こっている場合に治療を必要とします．

　喘息の治療法は2つあります．喘鳴などの症状のあるときの治療と，症状を起こさないようにするための長期管理の治療です．ともに，年齢に応じた治療になります．

　まずは2歳以上について

> アレルギー検査ではダニやホコリに対するIgEが陽性になりますが，その場合，必ずしも家が汚いわけではないことを保護者に伝えておきましょう．保護者にプレッシャーをかけると環境整備もかえってできなくなることがあります．
> 　私自身は前置きで「すでに掃除をしていると思いますが，発作があればもう少しだけ…」というようにしています．

1. 急性発作の治療（2歳以上）

　家庭でできることと医療機関で行うことがあります．家庭では発作を重篤化させないためにも適切な対応が必要になります．喘息発作のサインについて知ることから始まります．したがって，小児の場合，保護者に強い喘息発作のサインについて説明しておきたいものです．

◆喘息発作時の家庭での対応

　軽い発作であれば，家庭内で喘息発作が軽快する場合があります．一方，喘息発作の程度が強いと受診の遅れが問題になります．そこで，強い喘息発作のサインを家族に伝えることで，家庭内での喘息発作の対応と医療受診の判断が可能になります．

　強い喘息発作のサインとして
- 唇や爪の色が白っぽい，もしくは青〜紫色（チアノーゼ）
- 息を吸う時に小鼻が開く（鼻翼呼吸）
- 息を吸う時に，胸がペコペコ凹む（陥没呼吸）
- 脈がとても速い（頻脈）
- 話すのが苦しい
- 歩けない

- 横になれない，眠れない
- ボーとしている（意識がはっきりしない）
- 過度に興奮する，暴れる

強い喘息発作のサインである．これらの症状の1つでもあれば，受診のタイミングは直ちに受診し，必要によって救急車を要請します．

β_2刺激薬の吸入薬があれば，直ちに受診準備をしながら，20から30分ごとに3回まで吸入を反復します．

β_2刺激薬の内服のみあれば，直ちに受診準備します．

　強い喘息発作のサインがない場合は
まずは，β_2刺激薬を吸入または内服で対応してもらいます．
β_2刺激薬を吸入15分後，内服30分後で，
① 良好で，症状が消失し，治療間または自己最良値と比較した PEF 値が改善し，80％以上の値であれば，β_2刺激薬の吸入薬，内服薬，貼付薬の使用および併用で8〜12時間間隔で対応し，発作を繰り返す場合は早めに受診するように指導します．
② 不十分で，症状は改善するが喘鳴が残存し，治療間または自己最良値と比較した PEF 値が改善するが，80％未満の値であれば，β_2刺激薬の吸入薬なら1〜2時間後に使用し，内服薬，貼付薬も併用し，軽快しないと受診を指導します．β_2刺激薬の内服薬なら，受診準備をして4〜6時間間隔で内服し，軽快しない場合は受診を指導します．
③ 不良で，症状は不変あるいは悪化し，治療間または自己最良値と比較した PEF 値も不変あるいは低下している場合は，直ちに受診準備をし，受診を指導します．β_2刺激薬の吸入薬があれば，直ちに受診

D. 気管支喘息

準備をしながら，20分から1時間後に吸入しつつ，受診を指導します．

◆喘息発作時の医療機関での対応（図60）

2歳から15歳までの気管支喘息患児に対する医療機関での喘息発作に対する薬物療法はβ_2刺激薬の吸入薬が中心になります．

小発作の場合は，初期治療として，β_2刺激薬吸入を行い，追加治療として，改善が不十分な場合は，20～30分ごとに3回までβ_2刺激薬吸入を反復します．

中発作の場合は，初期治療としては，すでに低酸素状態の可能性が高いために，SpO_2 95％以上を目標に酸素吸入と20～30分ごとに3回までβ_2刺激薬吸入

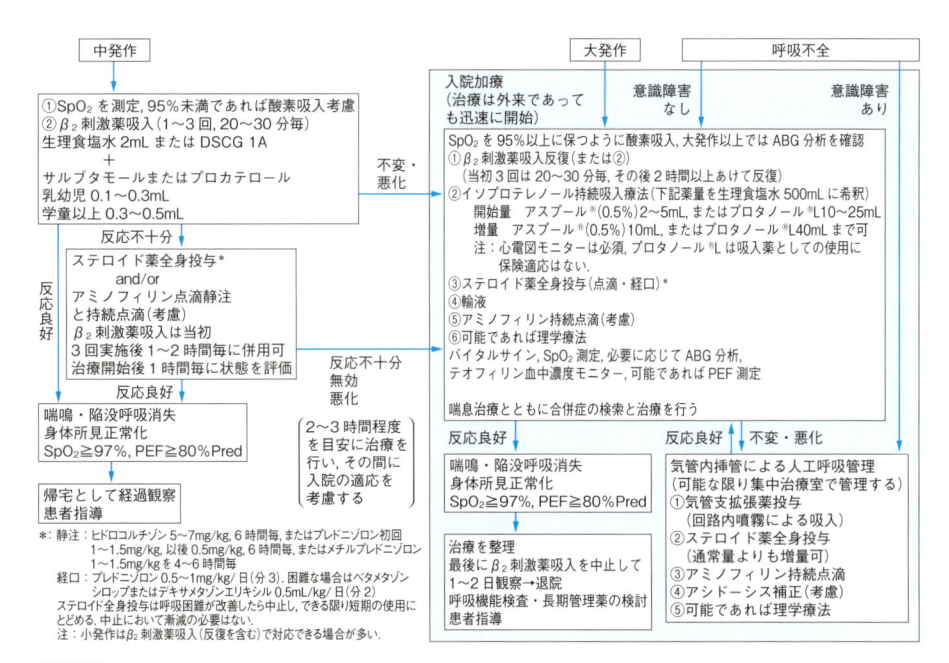

図60 喘息発作時の医療機関での対応（2～15歳）
（日本小児アレルギー学会．小児気管支喘息治療・管理ガイドライン2012．東京：協和企画；2011より転載）

を反復します．追加治療としてステロイド薬全身投与，アミノフィリン点滴静注および持続点滴を考慮します．アミノフィリンの点滴では，年齢によっては痙攣などの副作用に注意が必要です．入院治療を考慮します．

　大発作の場合は，入院治療とし，酸素吸入・輸液，ステロイド薬全身投与を行います．20〜30分ごとに3回までβ_2刺激薬吸入を反復し，または，人工呼吸管理を念頭にしてイソプロテレノール持続吸入療法を行います．アミノフィリン持続点滴を考慮します．追加治療では，イソプロテレノール持続吸入療法でイソプロテレノールの増量と人工呼吸管理です．

　呼吸不全の場合は，入院治療とし，酸素吸入・輸液，ステロイド薬全身投与，アミノフィリン持続点滴，人工呼吸管理を念頭にしてイソプロテレノール持続吸入療法を行います．意識障害があれば，人工呼吸管理になります．追加治療としては，人工呼吸管理前ならイソプロテレノール持続吸入療法でイソプロテレノールの増量です．人工呼吸管理，アシドーシスの補正，麻酔薬の考慮になります．

　入院の適応として，
①大発作である
②外来で追加治療を含む治療を2時間行っても，反応良好とならない
③外来治療中に悪化がみられた
④肺炎，無気肺，縦隔気腫，皮下気腫などの合併症がある
⑤経過観察が必要と思われる
⑥発作を短期間に繰り返しており，長期管理目的のため
などが挙げられます．

2. 長期管理の治療（2歳以上）

　気管支喘息は慢性炎症であることから，抗炎症薬が中心になります．アトピー性皮膚炎が外用薬であったように，気管支喘息も吸入療法が中心で，抗炎症薬である吸入ステロイド薬が基本治療です．吸入ステロイドの用量は，低用量，中用量，高用量の3つで，年齢に関係なく量は統一されています．これは，吸入効率を考えて，年齢が小さいほど効率が悪いためです．吸入ステロイドの種類によって，その量が異なります．

　それぞれの吸入ステロイド薬には特徴がありますから，それを踏まえて使い分けたいものです．

　FP-MDI は平均粒子径 $2.4\mu m$ で，長い肺内貯留で吸入後6時間で約50％留まります．全身副作用への目安になるバイオアベイラビリティは1％未満です．CIC のバイオアベイラビリティは1％未満です．CFC-BDP は平均粒子径 $3.5\mu m$ ですが，肺内到達率は4％です．HFA-BDP は平均粒子径 $1.1\mu m$ ですが，肺内到達率は50％を超え，バイオアベイラビリティは15％で，BUD のバイオアベイラビリティは11％です．

　ドライパウダー製剤よりもエアロゾル製剤の方が全身的作用がでやすいです．

　末梢気道に至った吸入ステロイドはほぼ100％が全身循環血流中に吸収されます．

　小児において BDP 換算で $400\mu g$ を超えると，副腎皮質機能抑制，全身性副作用をきたします．

> 吸入ステロイド薬の副作用については，外用薬と違って，理解して使用してくれる例が多いです．しかし，しっかりとメリット，デメリットは説明しておいた方がよいでしょう．

● 吸入ステロイド薬の間欠投与について

　反復性の喘鳴エピソードがあり増悪を1回以上繰り返している軽症の12〜53カ月の患児278例を対象にブデソニド高用量間欠投与（1mg 1日2回を症

状発現時早期に開始7日間投与）群とブデソニド低用量連日投与（毎晩0.5mg）群で比較しています．増悪頻度では有意差はなく，ブデソニドの平均曝露量に関して間欠投与群の方が連日投与群より1年間で104mg少なかったです[3]．

● 吸入ステロイド薬による喘息発症予防について

3つの代表的な論文は，どれも発症予防については否定的です（表23）．

● 吸入ステロイド薬と低身長について

1. 繰り返す喘鳴とmodified asthma predictive index陽性の2〜3歳の小児204名について2年間の吸入ステロイド中止後，さらに2年間の身長の伸びについて，全体的には，fluticasone propionate吸入群とプラセボ群とで有意差はありませんでしたが，2歳で体重が15kg未満であった児では，fluticasone propionate吸入群で，プラセボ群より1.6cm身長が低かったという報告です（PEAK臨床研究の後論文）[4]．
   これから，低年齢，低体重の小児では，喘息に対して，有効であると同時に副作用のリスクが高いことから，効果とリスクを考えた上で治療した方がよく，低年齢，低体重の小児について量を調整する必要があると思われます．
2. 5〜13歳の小児を対象にブデソニド400μg/日を4〜6年間使用した臨床研究で，ブデソニド吸入群の方が，nedocromil（抗アレルギー薬）

---

[3] Zeiger RS, et al. Daily or intermittent budesonide in preschool children with recurrent wheezing. N Engl J Med. 2011; 365: 1990-2001.
[4] Guilbert TW, et al. Growth of preschool children at high risk for asthma 2 years after discontinuation of fluticasone. J Allergy Clin Immunol. 2011; 128: 956-63.

D. 気管支喘息

表23 吸入ステロイド薬による早期介入試験

臨床研究		PAC	IFWIN	PEAK
対象	人数	411 ステロイド 294	206 ステロイド 102	285 ステロイド 143
	介入開始年齢	平均10カ月	中央値1.2歳	2～3歳
	リスクファクター	母の喘息	両親いずれかのアレルギー疾患	複数以上 (modified asthma predictive index)
	喘鳴	初回	2回	4回以上
吸入ステロイド薬による介入	投与方法	間欠投与	ステップアップ・ダウン	継続投与
	ステロイド	budesonide 400μg/日	fluticasone propionate 200μg/日	fluticasone propionate 176μg/日
	治療期間	3年	5歳まで (約3年)	2年
結果	喘息進展予防効果	なし	なし	なし
	投与中の臨床効果	なし	わずか	あり
副作用		身長に差はなかった		身長が2年で1.1cm, 最終的には0.7cm低い
論文		Bisgaard H, et al. Intermittent inhaled corticosteroids in infants with episodic wheezing. N Engl J Med. 2006; 354: 1998-2005.	Murray CS, et al. Secondary prevention of asthma by the use of Inhaled Fluticasone propionate in Wheezy INfants (IFWIN): double-blind, randomised, controlled study. Lancet. 2006; 368: 754-62.	Guilbert TW, et al. Long-term inhaled corticosteroids in preschool children at high risk for asthma. N Engl J Med. 2006; 354: 1985-97.

群, コントロール群と比較して, 気道過敏性と喘息のコントロールがよかったという報告です. 副作用として, 身長では, ブデソニド吸入群がコントロール群より1.1cm低いと報告しています[5].

---

5) The Childhood Asthma Management Program Research Group. Long-term effects of budesonide or nedocromil in children with asthma. N Engl J Med. 2000; 343: 1054-63.

表24 小児気管支喘息の長期管理に関する薬物療法プラン（2〜5歳）

	治療ステップ1	治療ステップ2	治療ステップ3	治療ステップ4
基本治療	発作の強度に応じた薬物療法	ロイコトリエン受容体拮抗薬*1 and/or DSCG and/or 吸入ステロイド薬（低用量）*2	吸入ステロイド薬（中用量）*2	吸入ステロイド薬（高用量）*2 以下の併用も可 ・ロイコトリエン受容体拮抗薬*1 ・テオフィリン徐放製剤 ・長時間作用性β_2刺激薬の併用あるいはSFCへの変更
追加治療	ロイコトリエン受容体拮抗薬*1 and/or DSCG		ロイコトリエン受容体拮抗薬*1 長時間作用性β_2刺激薬の追加あるいはSFCへの変更 テオフィリン徐放製剤（考慮）	以下を考慮 ・吸入ステロイド薬のさらなる増量あるいは高用量SFC ・経口ステロイド薬

DSCG：クロモグリク酸ナトリウム
SFC：サルメテロールキシナホ酸塩・フルチカゾンプロピオン酸エステル配合剤
*1 その他の小児喘息に適応のある経口抗アレルギー薬（Th2サイトカイン阻害薬など）
*2 各吸入ステロイド薬の用量対比表（単位はμg/日）

	低用量	中用量	高用量
FP, BDP, CIC	〜100	〜200	〜400
BUD	〜200	〜400	〜800
BIS	〜250	〜500	〜1000

FP：フルチカゾン
BDP：ベクロメタゾン
CIC：シクレソニド
BUD：ブデソニド
BIS：ブデソニド吸入懸濁液

①長時間作用性β_2刺激薬は症状がコントロールされたら中止するのを基本とする．長時間作用性β_2刺激薬ドライパウダー定量吸入器（DPI）は自力吸入可能な5歳以上が適応となる．
②SFCへの変更に際してはその他の長時間作用性β_2刺激薬は中止する．SFCと吸入ステロイド薬の併用は可能であるが，吸入ステロイド薬の総量は各ステップの吸入ステロイド薬の指定範囲内とする．SFCの適応は5歳以上である．
③治療ステップ3の治療でコントロール困難な場合は小児の喘息治療に精通した医師の下での治療が望ましい．
④治療ステップ4の追加治療として，さらに高用量の吸入ステロイド薬やSFC，経口ステロイド薬の隔日投与，長期入院療法などが考慮されるが，小児の喘息治療に精通した医師の指導管理がより必要である．
（日本小児アレルギー学会．小児気管支喘息治療・管理ガイドライン2012．東京：協和企画；2011より転載）

5〜13歳の小児を対象にブデソニド400μg/日を4〜6年間使用した臨床研究CAMPのその後の論文では，成人年齢（24.9±2.7歳）に達したときの身長をnedocromil（抗アレルギー薬）群，コントロール群と比較調査した結果，ブデソニド使用群は，コントロール群と比較して，

D. 気管支喘息

表25 小児気管支喘息の長期管理に関する薬物療法プラン（6〜15歳）

	治療ステップ1	治療ステップ2	治療ステップ3	治療ステップ4
基本治療	発作の強度に応じた薬物療法	吸入ステロイド薬（低用量）[*2] and/or ロイコトリエン受容体拮抗薬[*1] and/or DSCG[*1]	吸入ステロイド薬[*2]（中用量）	吸入ステロイド薬（高用量）[*2] 以下の併用も可 ・ロイコトリエン受容体拮抗薬[*1] ・テオフィリン徐放製剤 ・長時間作用性 β_2 刺激薬の併用あるいは SFC への変更
追加治療	ロイコトリエン受容体拮抗薬[*1] and/or DSCG[*1]	テオフィリン徐放製剤（考慮）	ロイコトリエン受容体拮抗薬[*1] テオフィリン徐放製剤 長時間作用性 β_2 刺激薬の追加あるいは SFC への変更	以下を考慮 ・吸入ステロイド薬のさらなる増量あるいは高用量 SFC ・経口ステロイド薬

DSCG： クロモグリク酸ナトリウム
SFC： サルメテロールキシナホ酸塩・フルチカゾンプロピオン酸エステル配合剤
[*1] その他の小児喘息に適応のある経口抗アレルギー薬（Th2 サイトカイン阻害薬など）
[*2] 各吸入ステロイド薬の用量対比表（単位は μg/日）

	低用量	中用量	高用量
FP, BDP, CIC	〜100	〜200	〜400
BUD	〜200	〜400	〜800
BIS	〜250	〜500	〜1000

FP： フルチカゾン
BDP： ベクロメタゾン
CIC： シクレソニド
BUD： ブデソニド
BIS： ブデソニド吸入懸濁液

①長時間作用性 β_2 刺激薬は症状がコントロールされたら中止するのを基本とする．
②SFC への変更に際してはその他の長時間作用性 β_2 刺激薬は中止する．SFC と吸入ステロイド薬の併用は可能であるが，吸入ステロイド薬の総量は各ステップの吸入ステロイド薬の指定範囲内とする．
③治療ステップ3の治療でコントロール困難な場合は小児の喘息治療に精通した医師の下での治療が望ましい．
④治療ステップ4の追加治療として，さらに高用量の吸入ステロイド薬や SFC，経口ステロイド薬の隔日投与，長期入院療法などが考慮されるが，小児の喘息治療に精通した医師の指導管理がより必要である．
(日本小児アレルギー学会．小児気管支喘息治療・管理ガイドライン 2012．東京：協和企画；2011 より転載)

平均1.2cm（男0.8cm，女1.8cm）低かったという結果でした．これは，思春期前の小児で最初の数年間のステロイド使用によって，成人の身長に影響がでたという結果です[6]．
CAMPでは，喘息へのよい効果を報告していま

---

6) Kelly HW, et al. Effect of inhaled glucocorticoids in childhood on adult height. N Engl J Med. 2012; 367: 904-12.

すので，吸入量，吸入期間など，効果とリスクを考えた治療が望まれます．

長期管理は，2〜5歳（表24）と6〜15歳（表25）まででほぼ同じで，テオフィリン徐放製剤の使用方法と長時間作用型β_2刺激薬の適応で異なり，特に，長時間作用型β_2刺激薬の適応は5歳以上です．　　副作用の懸念と吸入可能かどうかで5歳以上になっています．

2歳未満について
3. 急性発作の治療（2歳未満）
家庭でできることと医療機関で行うことがあります．

◆**急性発作時の家庭での対処（2歳未満）**
2歳未満の急性発作時の家庭での対処ですが，まずは発作の強度を評価します．

● **家庭で使用できる薬剤を持っていない場合**
小発作の場合は，軽快傾向が見られなければ医療機関を受診し，中発作は速やかに医療機関を受診し，大発作は直ちに医療機関を受診し，救急車の要請も考慮します．

● **家庭で使用できる薬剤を持っている場合**
小発作（喘鳴，咳込みがある，軽い陥没呼吸がある，機嫌が少し悪くなる）の場合は，安静として，すぐによくならなければ，β_2刺激薬の吸入または内服します．
・軽快すれば，家庭で様子を見ます．
・不変の場合は，再度β_2刺激薬を吸入し，軽快すれば家庭で様子を見ますが，不変増悪ならば，速やかに医療機関に受診します．
・増悪すれば，速やかに医療機関に受診します．
中発作（喘鳴，咳込みがある，陥没呼吸，呼気の延長

がある，機嫌が悪く，ミルクの飲みが悪くなる，時に嘔吐する）の場合は，β_2刺激薬の吸入または内服します．
・軽快すれば，再度β_2刺激薬を吸入し，軽快すれば家庭で様子を見ますが，再度β_2刺激薬を吸入して，不変増悪があれば，速やかに医療機関に受診します．
・不変増悪があれば，速やかに医療機関に受診します．

大発作（シーソー呼吸，鼻翼呼吸がある，陥没呼吸，呼気の延長は強度，言葉は途切れがちとなる，さらに症状が進行すると唇が蒼白で，苦悶様顔貌を示し，時に呻き声をあげる，冷汗をかく，呼吸困難が強く，暴れるときには発作が極めて重度である）の場合は，β_2刺激薬の吸入（吸入薬がなければ内服薬の服用）を行いながら，直ちに医療機関に受診し，吸入は20～30分ごとに行うことは可能です．

　家庭で様子を見る場合は，数日間は指示されている用法で定時的にβ_2刺激薬吸入または内服を考慮します．

　特に，長期管理薬による治療ステップ3以上の治療中である患児，喘息発作による入院の既往のある患児，全身性ステロイド薬投与やイソプロテレノール持続吸入の治療歴がある患児では，発作の改善がなければ，中発作でも速やかに医療機関に受診します．

◆医療機関での対応（2歳未満）（図61）
　2歳までの気管支喘息患児に対する医療機関での喘息発作に対する薬物療法はβ_2刺激薬吸入薬が中心になります．

　小発作の場合は，初期治療として，β_2刺激薬吸入

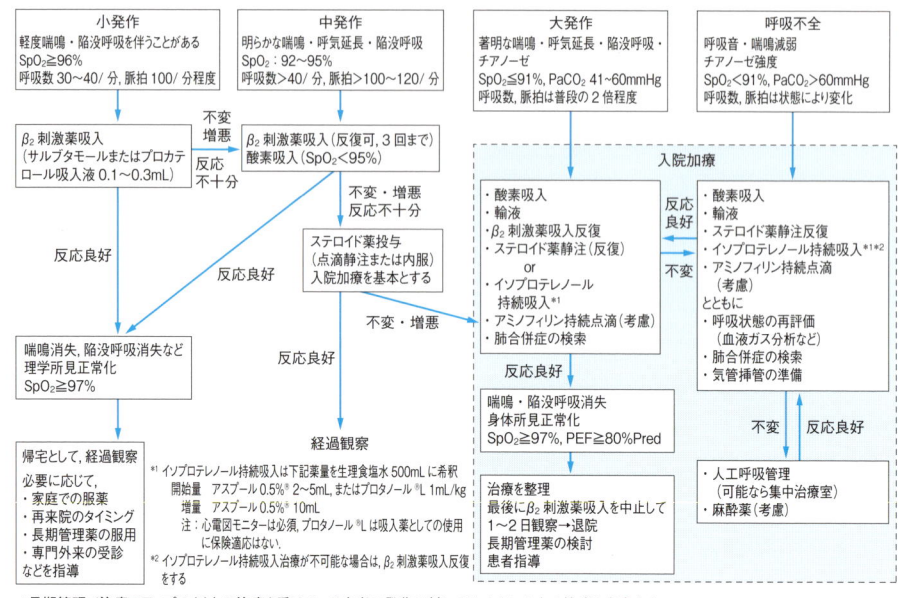

第4章　小児に多いアレルギー性疾患の診かた・考えかた

図61 急性発作に対する医療機関での対応のフローチャート（2歳未満）
（日本小児アレルギー学会．小児気管支喘息治療・管理ガイドライン2012．東京：協和企画；2011より転載）

を行い，追加治療として，改善が不十分な場合は，20〜30分ごとに3回までβ_2刺激薬の吸入を反復します．

中発作の場合は，初期治療としては，β_2刺激薬吸入を行い，改善なければ，20〜30分ごとに3回までβ_2刺激薬吸入を反復し，SpO$_2$ 95％未満で酸素吸入をします．追加治療として基本的に入院として，ステロイド薬全身投与（経口，静注），輸液を行います．アミノフィリン持続点滴を年齢によっては痙攣などの副作用に注意しながら，考慮します．

大発作の場合は，入院治療とし，20〜30分ごとに3回までβ_2刺激薬吸入を反復し，酸素吸入・輸液，ステロイド薬静注反復を行います．追加治療では，イ

D. 気管支喘息

ソプロテレノール持続吸入療法を行い，アミノフィリン持続点滴を考慮します．

呼吸不全の場合は，入院治療とし，イソプロテレノール持続吸入療法，酸素吸入・輸液，ステロイド薬静注反復を行います．追加治療は，人工呼吸管理となり，アミノフィリン持続点滴と麻酔薬の考慮になります．

◆イソプロテレノール持続吸入療法

この治療は，人工呼吸管理への移行を念頭に実施します．ただし，挿管管理を回避できる可能性を高めたと報告されています．

準備するものとして，インスピロンまたはジャイアントネブライザーとフェイスマスク，フェイスマスクが装着できないときには酸素テントを用意します．モニターとしてパルスオキシメーター，心電図，血圧，呼吸数を測定します．必要であれば血液検査を行い，血清電解質，心筋逸脱酵素（AST，LDH，CPK，トロポミオシンなど），血液ガスを測定します．

イソプロテレノールは2つの製品があり，アスプール（0.5％），プロタノールLがあり，注射用プロタノールLは吸入薬としての使用については保険適応がないために，アスプールを使用することが多いです．

吸入液は，生理食塩水500mLにアスプール2〜5mL（または適応がないもの，プロタノールL 10〜20mL）を混合して作成します．アスプールの量は症状に応じて2倍量まで増量可能です．

方法としては，酸素濃度50％，酸素流量10L/分で開始して，SpO_2を95％以上に保てるように，酸素濃度と噴霧量を調整します．効果は早期に出現しますので，30分で有効性が確認できない場合は，アスプー

ルの増量，人工呼吸管理を考慮します．一方，喘息発作の改善が見られたら，心拍数は減少してきます．噴霧量を徐々に減らして中止し，β_2刺激薬吸入の間欠投与に変更します．

　実施での注意点として，モニターを監視し，排痰，体位変換，体動を行い，チューブの閉塞や噴霧状況を確認し，インスピロンの目詰まりに注意します．インスピロンを使用するときには，酸素濃度を上げると，イソプロテレノールの供給量が減少するために，酸素流量も増量します．持続療法施行中の症状として，心電図の変化，胸痛などの症状に注意し，心筋障害の可能性のあるときには，血液検査を行い，イソプロテレノール持続吸入療法の減量，中止を考え，至急，人工呼吸管理への移行を考慮します．

4. 長期管理の治療（2歳未満）（表26）

　ステップ2では吸入ステロイド薬（表24, 25）が2歳以上では基本治療であるのに対して，2歳未満では追加治療になっています．また，長時間作用性β_2刺激薬の吸入は使用しません．テオフィリンも基本的には使用しない形になっています．熱性痙攣は生後6カ月から6歳までに多いことから，乳児では，副作用として痙攣があるテオフィリンをできるだけ使用しない方が望ましいです．

　テオフィリンの注意点は第5章を参照してください．

> 吸入ステロイド薬の使用には電動式吸入器を必要とします．電動式吸入器は徐々に安くてよいものが販売されるようになりましたが，自費のため普及が難しいといえます．

■気管支喘息の管理

　長期管理していく上で，喘息のコントロール状態を把握する必要があります（表27，図62）．重症度とコントロール状態をうまく使って，喘息の長期管理をしていくことが望ましいです．可能なら，ステップダ

D. 気管支喘息

表26 小児気管支喘息の長期管理に関する薬物療法プラン（2歳未満）

	治療ステップ1	治療ステップ2	治療ステップ3	治療ステップ4
基本治療	発作の強度に応じた薬物療法	ロイコトリエン受容体拮抗薬*1 and/or DSCG	吸入ステロイド薬（中用量）*2	吸入ステロイド薬（高用量）*2 以下の併用も可 ロイコトリエン受容体拮抗薬*1
追加治療	ロイコトリエン受容体拮抗薬*1 and/or DSCG	吸入ステロイド薬（低用量）*2	ロイコトリエン受容体拮抗薬*1 長時間作用性β₂刺激薬（貼付薬あるいは経口薬）	長時間作用性β₂刺激薬（貼付薬あるいは経口薬） テオフィリン徐放製剤（考慮）（血中濃度5〜10μg/mL）

DSCG：クロモグリク酸ナトリウム
*1　その他の小児喘息に適応のある経口抗アレルギー薬（Th2サイトカイン阻害薬など）
*2　各吸入ステロイド薬の用量対比表（単位はμg/日）

	低用量	中用量	高用量
FP, BDP, CIC	〜100	〜200	〜400
BIS*3	〜250	〜500	〜1000

FP：フルチカゾン
BDP：ベクロメタゾン
CIC：シクレソニド
BIS：ブデソニド吸入懸濁液

*3：6カ月以上すべての年齢

①長時間作用性β₂刺激薬は症状がコントロールされたら中止するのを基本とする．経口薬は，12時間持続する1日2回投与の薬剤とする．
②テオフィリン徐放製剤は6カ月未満の児に原則として対象にならない．適応を慎重にし，痙攣性疾患のある児には原則として推奨されない．発熱時には一時減量あるいは中止するかどうかあらかじめ指導しておくことが望ましい．
③治療ステップ3以上の治療は小児の喘息治療に精通した医師の指導・管理のもとで行うのが望ましい．
④治療ステップ4の治療は，吸入ステロイド薬も高用量であるため，十分な注意が必要であり，小児の喘息治療に精通した医師の指導・管理のもとで行う．
（日本小児アレルギー学会．小児気管支喘息治療・管理ガイドライン2012．東京：協和企画；2011より転載）

ウンしたいものです．ただ，季節などの要因もあって，現場では，個々の患児について，前年の状況などを見て，ステップダウンについてそれぞれに判断しているのが現状ではないでしょうか？

> 春と秋は喘息発作の多い季節ですので，その時期でのステップダウンはしにくいかもしれません．

■吸入器について

他のアレルギー性疾患と異なり，薬剤を効率よく，気管支に作用させるには，吸入器が必要になってきます．吸入器には，電源を要する機械があり，電動式吸入器といいます．吸入器は電動式吸入器（ネブライ

表27 喘息コントロール状態の評価

評価項目	コントロール状態 良好 (すべての項目が該当)	比較的良好	不良 (いずれかの項目が該当)
軽微な症状	なし	(≧1回/月)＜1回/週	≧1回/週
明らかな喘息発作	なし	なし	≧1回/月
日常生活の制限	なし	なし(あっても軽微)	≧1回/月
β_2刺激薬の使用	なし	(≧1回/月)＜1回/週	≧1回/週

※1 コントロール状態を最近1ヵ月程度の期間で判定する．
※2 軽微な症状とは，運動や大笑い，啼泣の後や起床時に一過性にみられるがすぐに消失する咳や喘鳴，短時間で覚醒することのない夜間の咳き込みなど，見落とされがちな軽い症状を指す．
※3 明らかな喘息発作とは，咳き込みや喘鳴が昼夜にわたって持続あるいは反復し，呼吸困難を伴う定型的な喘息症状を指す．
※4 可能な限りピークフロー (PEF) やフローボリューム曲線を測定し，「良好」の判定には，PEFの日内変動が20％以内，あるいは自己最良値の80％以上，1秒量 (FEV$_1$) が予備値の80％以上，β_2刺激薬反応性が12％未満であることが望ましい．
※5 評価に際し，最近1年間の急性増悪による入院や全身性ステロイド薬投与などの重篤な発作，あるいは症状の季節性変動など，各患者固有の悪化因子 (リスク) を考慮して治療方針決定の参考にする．
(日本小児アレルギー学会．小児気管支喘息治療・管理ガイドライン2012．東京：協和企画；2011より転載)

ザー) と定量吸入器に分かれます (表28).

ネブライザーを用いる場合は，マウスピースとマスクを用いる方法があります．

マウスピースを使う場合は，口呼吸で安静換気をし，マウスピースをくわえる時には，時々ネブライザーを止めて唾液をティッシュなどに吐き出してネブライザーへ唾液が混入しないようにします．鼻呼吸をしてしまう場合には，ノーズクリックをして，鼻呼吸をおさえます．

マウスピースでの吸入ができない時には，マスクを用います．マスクを用いる場合は，マスクをできるだけ顔に密着させ，落ち着いた環境を作って，泣かさないようにします．ステロイド薬の吸入後に顔に付着した薬液を拭い取り，水分摂取やうがいをさせます (表29).

D. 気管支喘息

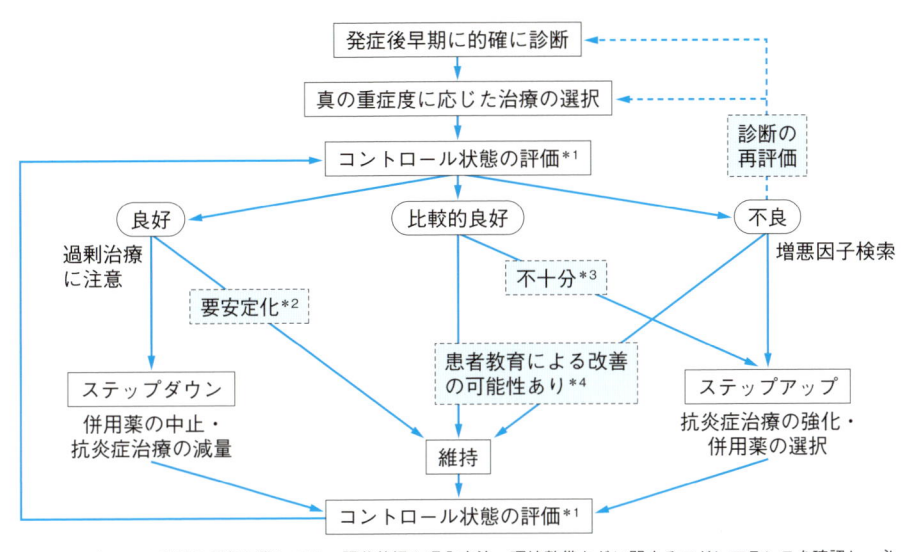

```
発症後早期に的確に診断
        ↓
真の重症度に応じた治療の選択  ←---- 診断の
        ↓                              再評価
コントロール状態の評価*1
   ↓         ↓          ↓
  良好     比較的良好    不良
過剰治療              増悪因子検索
に注意
       要安定化*2   不十分*3
           患者教育による改善
           の可能性あり*4
ステップダウン              ステップアップ
併用薬の中止・              抗炎症治療の強化・
抗炎症治療の減量    維持    併用薬の選択
           ↓
    コントロール状態の評価*1
```

*1 コントロール状態の評価に際しては，服薬状況や吸入方法，環境整備などに関するアドヒアランスを確認し，必要ならば適宜，患者教育を行う
*2 良好な状態が3カ月以上安定していることが確認されるまで治療内容を維持する
*3 比較的良好と判定される状態が3カ月以上維持する場合は治療不十分と判断しステップアップを検討する
*4 患者教育による改善効果が期待できる場合には，治療内容をステップアップせずに維持してもよい

図62 コントロール状態による長期管理の進め方
（日本小児アレルギー学会．小児気管支喘息治療・管理ガイドライン2012. 東京：協和企画；2011 より転載）

表28 吸入器具の種類と特徴

分類	方式	年齢	吸入手技	吸入時間	大きさ	重さ	耐久性	音	電源	薬液	値段
ネブライザー	ジェット式	年少児でも可能	簡単	やや長	△	△	○	×～△	必要	少量可	やや高い
	超音波式	年少児でも可能	簡単	長	×	×	○	○	必要	過量の水分，薬物変性，ステロイド懸濁液不可	高い
	メッシュ式	年少児でも可能	簡単	長	○	○	△	○	電池でも可能	少量可	高い
定量吸入器 (metered dose inhaler MDI)	加圧噴霧式 (pMDI)	年少児でも可能だが，使用困難	習得は必要	短	○	◎	○	○	不要	少量	安
	ドライパウダー (DPI)	年少児不可．吸入力が必要	習得は必要	短	○	◎	○	○	不要	少量	安

◎：特に優れている，○：長所，△：製品による，×：短所

第4章　小児に多いアレルギー性疾患の診かた・考えかた

表29　ネブライザー用吸入液

種類	商品名	一般名
β₂刺激薬	アスプール プロタノールL ベネトリン メプチン	dl-イソプレナリン塩酸塩 l-イソプレナリン塩酸塩 サルブタモール硫酸塩 プロカテロール塩酸塩
抗アレルギー薬	インタール	クロモグリク酸ナトリウム
ステロイド	パルミコート	ブデソニド

　加圧噴霧式では，吸気と噴霧の同期が必要になり，使用前によく振って混合させる必要があります．吸入補助器具として，スペーサーを使用すると，吸気と噴霧の同期が不要になります．スペーサーは，吸入薬の粒子が口腔内に沈着するのを減らしてくれます．スペーサーは，年長児ではマウスピースを，乳幼児ではマスクを用います．

　ドライパウダーでは，吸気との同期が不要で，管理，操作が簡便です．スペーサーも不要です．しかし，吸入力が必要になります．

　気管支喘息治療における吸入療法は重要であり，吸入療法は，吸入手技にかかっています．その意味では，正しい吸入指導が必要になります．

　加圧噴霧式定量吸入器にはスペーサーを必要としますが，スペーサーの費用については，現在，保険収載されていません．そのため，スペーサーは学会が推奨する医学的根拠のあるスペーサーを購入しないといけないのが現状です（表30）．

　スペーサーを使用しない定量吸入器として，ドライパウダーがあります．この場合，ある程度の吸気を必要としますが，5歳頃から可能になっています（図63）．

D. 気管支喘息

表30 スペーサー

長所	短所
同調させる必要がない 乳幼児にpMDIを使用できる 口腔内への薬剤の沈着を軽減させる 口腔内・気道への刺激を軽減させる 副作用の軽減 小〜中気道への沈着率を上昇させる （3〜5μmの粒子径が最も有用）	pMDIの利点（携帯性・簡便性）を損なう 年齢により異なったサイズのものが必要 吸着による薬剤効率の低下

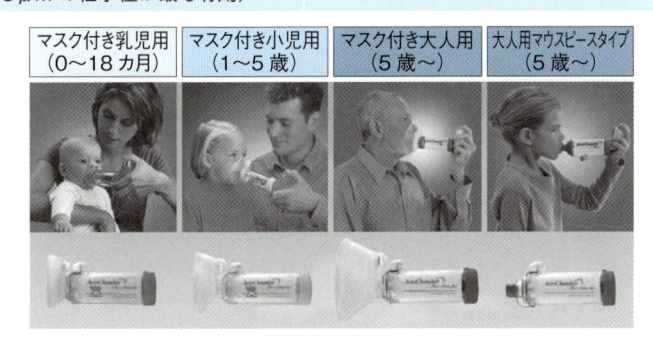

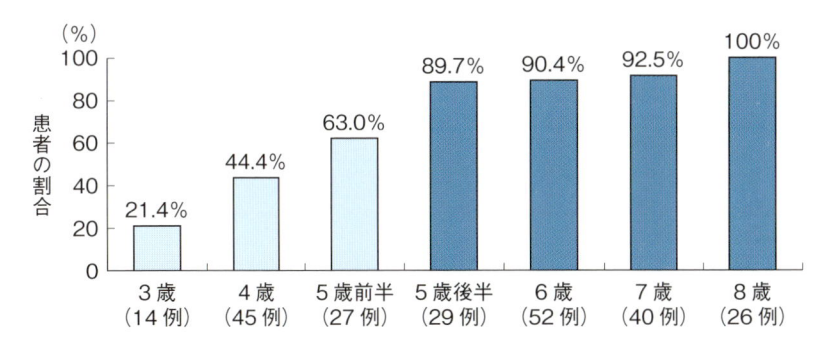

マスク付き乳児用（0〜18カ月）／マスク付き小児用（1〜5歳）／マスク付き大人用（5歳〜）／大人用マウスピースタイプ（5歳〜）

年齢	患者の割合
3歳（14例）	21.4%
4歳（45例）	44.4%
5歳前半（27例）	63.0%
5歳後半（29例）	89.7%
6歳（52例）	90.4%
7歳（40例）	92.5%
8歳（26例）	100%

小児におけるディスカス（ドライパウダー）吸入のポイント

	チェック内容
理解力	①ディスカストレーナーに息をふき込まない
	②呼気と吸気を区別することができる
	③息止めができる
吸入力	④吸気時にディスカストレーナーの音を鳴らすことができる

図63 薬剤師によりディスカス吸入可能と判定された患者割合（年齢別）
ディスカスは，小学生であれば9割が吸入可能なデバイスです．
（亀田 誠，他．小児気管支喘息に対する吸入製剤の使用検討 ディスカスの吸入は何歳から可能か．アレルギー・免疫．2011; 18: 1207-14）

第4章　小児に多いアレルギー性疾患の診かた・考えかた

■小児気管支喘息の QOL

　奈良県においては，喘息の症状は2004年と2008年と比較して，改善しています（図64, 65）．しかし，まだコントロールできていない症例もあることから，さらなる治療の強化が必要です．

　救急受診および入院が減ったことで，気管支喘息の管理はよくなっています（図66）．しかし，中には，まだ喘息発作のために救急受診があったり，入院がありますので，より治療を強化していく必要があります．

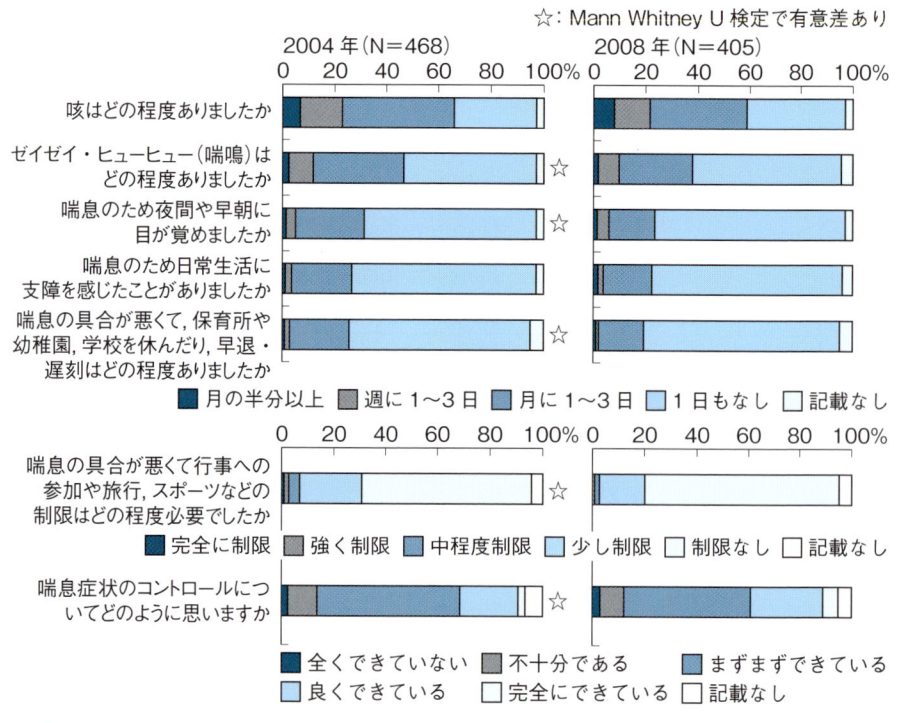

☆: Mann Whitney U 検定で有意差あり

図64 最近1カ月間の喘息症状について
（清益功浩，他．奈良県における小児気管支喘息管理に関するアンケート調査—2004年と2008年での比較．日本小児アレルギー学会雑誌．2009; 23: 222-30）

D. 気管支喘息

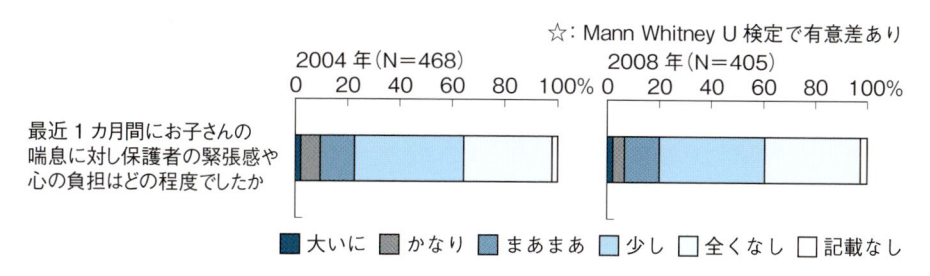

☆：Mann Whitney U 検定で有意差あり

2004年(N=468)　　　　2008年(N=405)

最近1カ月間にお子さんの喘息に対し保護者の緊張感や心の負担はどの程度でしたか

■大いに　■かなり　■まあまあ　□少し　□全くなし　□記載なし

最近1カ月間にお子さんの喘息のため，保護者の生活が妨げられたことがありましたか

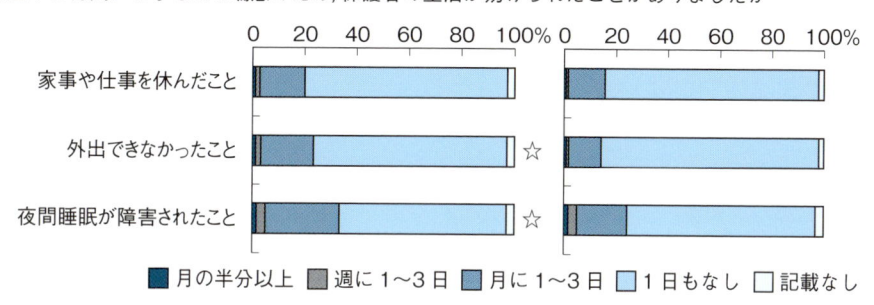

- 家事や仕事を休んだこと
- 外出できなかったこと　☆
- 夜間睡眠が障害されたこと　☆

■月の半分以上　■週に1〜3日　■月に1〜3日　□1日もなし　□記載なし

図65 保護者の QOL について
(清益功浩, 他. 奈良県における小児気管支喘息管理に関するアンケート調査―2004年と2008年での比較. 日本小児アレルギー学会雑誌. 2009; 23: 222-30)

2004年(N=468)　　　　2008年(N=405)

救急外来受診の有無　☆

■ある　■なし　□記載なし

入院の有無　☆

■ある　■なし　□記載なし

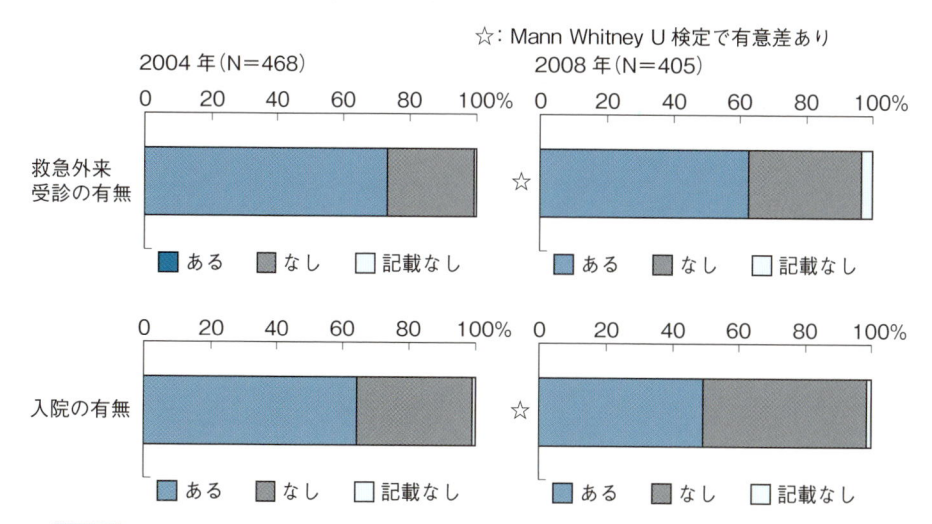

図66 救急受診・入院について
(清益功浩, 他. 奈良県における小児気管支喘息管理に関するアンケート調査―2004年と2008年での比較. 日本小児アレルギー学会雑誌. 2009; 23: 222-30)

◆小児気管支喘息の治療目標

小児気管支喘息の治療では，成人より高い目標を設定しています．小児気管支喘息治療管理ガイドラインの目標は，最終的には寛解・治癒を目指しています．そのために，日常生活のコントロールの目標として，症状のコントロール，呼吸機能の正常化，QOLの改善の3つに分けています．

症状のコントロールでは，
- β_2 刺激薬の頓用が減少，または必要がない
- 昼夜を通じて症状がない

呼吸機能の正常化では
- ピークフロー（PEF）やスパイログラムがほぼ正常で安定している
- 気道過敏性が改善し，運動や冷気などよる症状誘発がない

QOLの改善では
- スポーツも含め日常生活を普通に行うことができる
- 治療に伴う副作用が見られない

が治療目標とされています．

■症例

以下，模擬症例[7]で，気管支喘息の治療を考えてみましょう．ぜひとも読者も考えてみてください．

> 小児気管支喘息の治療選択の変遷があります．臨床現場では，テオフィリン製剤の使用が減っています．テオフィリン関連痙攣の問題があると思われます．

模擬症例1の提示と質問

症例1：11カ月の男児．生後6カ月より乳児湿疹があり，その後アトピー性皮膚炎と診断された．生後8カ月頃より3回，風邪をひくと発熱とともに喘鳴が出現した．その内1回は入院した．

---

7) 清益功浩, 他. 奈良県下小児科標榜医に対する模擬症例による小児気管支喘息治療調査 2011：2005, 2007 との比較. 日本小児アレルギー学会雑誌. 2012; 26: 612-21.

来院時の血液検査では，血中総 IgE が 250IU/mL で，特異的 IgE CAP RAST クラスは卵白 3，ミルク 2，ハウスダスト 5，コナヒョウダニ 4 であった．

この症例で，長期管理薬として，
1. 抗アレルギー薬を開始してみる
    その使用薬剤名（　　　　　　　　　　）
2. 徐放性テオフィリン製剤を開始してみる
3. 吸入ステロイド薬を開始してみる
4. 抗ロイコトリエン薬を開始してみる
5. DSCG の定期吸入を開始してみる
    （定期吸入としての β_2 刺激薬の使用は　有・無　）どちらか○をして下さい
6. その他（　　　　　　　　　　　　　　）

もしよろしければ，判断の理由をお聞かせください．

模擬症例 2 の提示と質問

症例 2：5 歳 8 カ月，男児．生後 2 カ月頃よりアトピー性皮膚炎が出現し，卵アレルギーと診断された．4 カ月頃より喘鳴を繰り返し，入院歴 7 回あり．血中総 IgE は 290IU/mL．患児の住宅は，木造で，風通しがよく湿っていない．畳の上には絨毯が敷いてあり，その上に布団を敷いて寝ている．ネコを飼っている．現在，徐放性テオフィリン製剤とケトチフェンを内服中である．

今回，喘息発作を起こし始めて受診．本人は元気であるが，呼吸音では呼気性喘鳴が聴取される．β_2 刺激薬の吸入で今回は軽快した．吸入器は購入する余裕はある．

環境整備後も，軽症持続型（月に 1 回以上週に 1 回未満で咳嗽がみられている）である．

第 4 章 小児に多いアレルギー性疾患の診かた・考えかた

このときに長期管理薬として，
1. 吸入ステロイド薬を開始してみる
2. 抗ロイコトリエン薬を開始してみる
3. DSCG の定期吸入を開始してみる
   （定期吸入としての β_2 刺激薬の使用は　有・無　）どちらか○をして下さい
4. その他（　　　　　　　　　　　　　　）

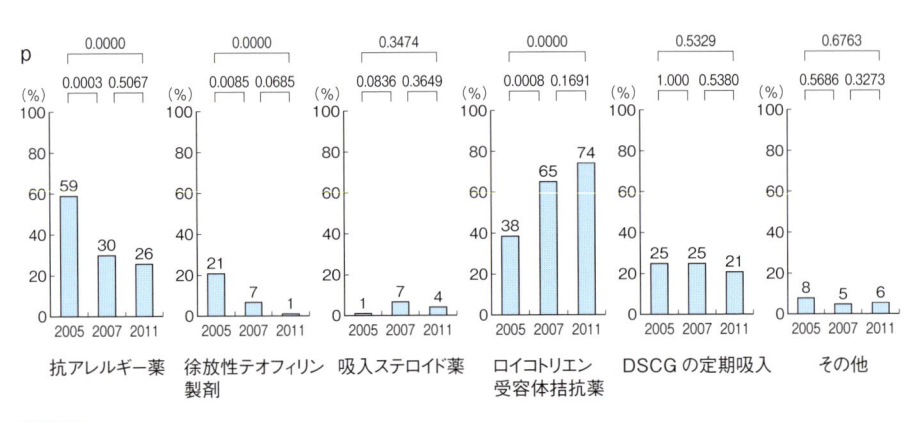

図 67　症例 1 での長期管理薬

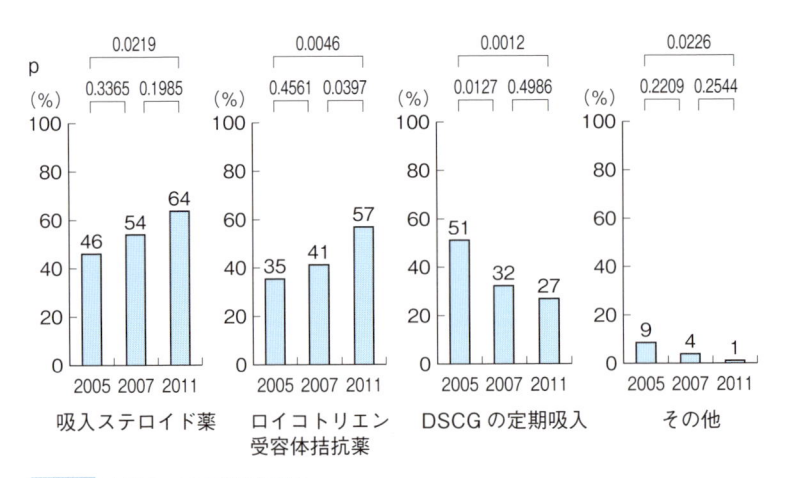

図 68　症例 2 での長期管理薬

D. 気管支喘息

傾向としては，吸入ステロイド薬，ロイコトリエン受容体拮抗薬が増加し，テオフィリン徐放製剤，抗アレルギー薬が減少しています（図67, 68）．DSCGの定期吸入におけるβ_2刺激薬の有無について，「無」が多かったです（図69）．β_2刺激薬の使用を減らしていく傾向があります．ある程度はガイドラインが浸透していることが示唆されます．乳児では吸入ステロイド薬の選択が少ないのは，電動式吸入器の購入の問題もあるかもしれません．今回は選択肢での質問でしたが，フリーコメントなら，様々な意見があったかと思います．

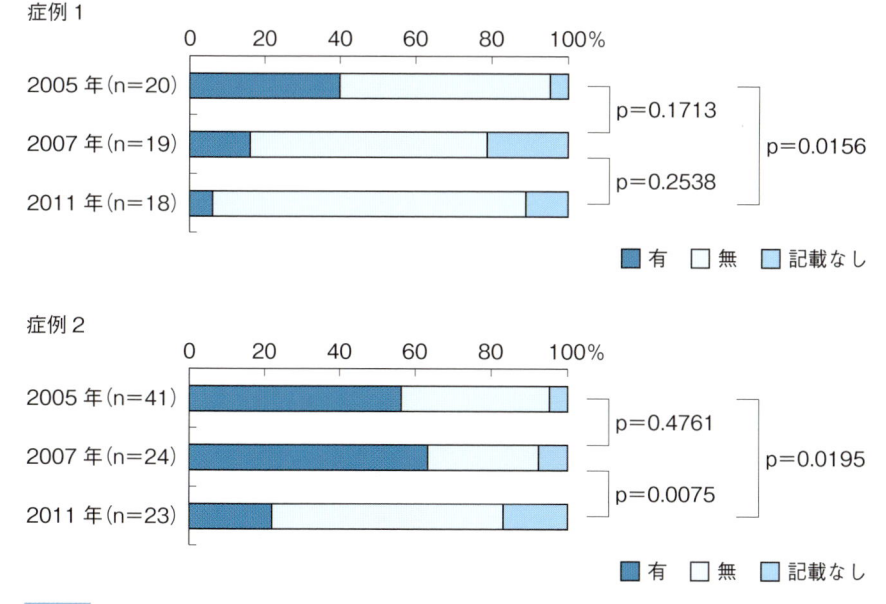

症例1

2005年(n=20)		p=0.1713
2007年(n=19)		p=0.2538
2011年(n=18)		p=0.0156

■有　□無　□記載なし

症例2

2005年(n=41)		p=0.4761
2007年(n=24)		p=0.0075
2011年(n=23)		p=0.0195

■有　□無　□記載なし

図69　模擬症例でのDSCGの定期吸入におけるβ_2刺激薬の有無

E アレルギー性鼻炎

■定義
アレルギー性鼻炎は鼻粘膜のⅠ型アレルギー性疾患で，原則的には発作性反復性のくしゃみ，水様性鼻漏，鼻閉を3主徴とします．主に，通年性アレルギー鼻炎と季節性アレルギー性鼻炎（花粉症）に分かれます．

■アレルギー性鼻炎の機序
主にⅠ型アレルギーが関与しています．アレルゲンに対して，肥満細胞が様々なメディエーターを産生し，それによって，くしゃみ，鼻漏，鼻閉が生じ，炎症細胞の浸潤により，遅発相反応で鼻閉が生じます（図70）．

■花粉症の疫学
アレルギー性鼻炎は10年間で増えており，スギ花粉症も増えています（図71）．

花粉症の低年齢化がいわれています．10歳以降50歳代までは非常に有病率が高いです（図72）．

1カ月から16歳の小児でスギ特異的IgEの陽性率を検討したデータでは，アレルギー性疾患を持つ群では47.1％が陽性でアレルギー性疾患を持たない群では19.9％が陽性でした．スギ花粉IgE陽性の最少年齢は1歳11カ月児で，すでに2歳未満で感作されて

> 臨床現場でも増加を実感しているのではないでしょうか？ 2週間以上続く鼻漏はアレルギーの可能性があります．しかし，乳幼児では感染症を反復することで2週間以上続くこともありますので，その診断は難しいといえます．

---

1) 増田佐和子, 他. 乳児期から思春期までの小児におけるスギ花粉感作の実態. アレルギー. 2006; 55: 1312-20.

E. アレルギー性鼻炎

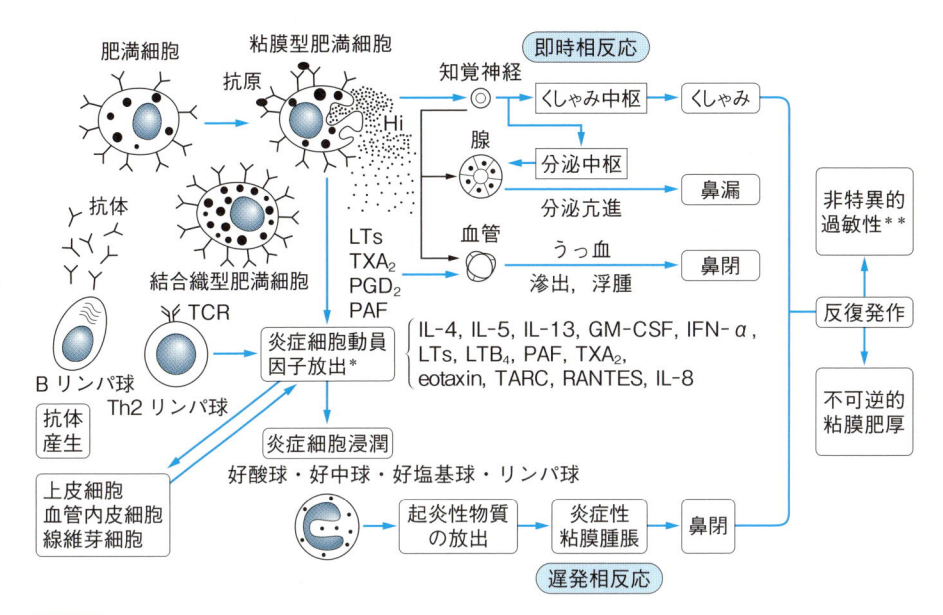

図70 アレルギー性鼻炎発症のメカニズム（第1回那須ティーチイン記録集 1996）
Hi：ヒスタミン，LTs：ロイコトリエン，TXA_2：トロンボキサンA_2，PGD_2：プロスタグランジンD_2，PAF：血小板活性化因子，IL：インターロイキン，GM-CSF：顆粒球/マクロファージコロニー刺激因子，IFN-α：インターフェロンα，TARC：thymus and activation-regulated chemokine，RANTES：regulated upon activation normal T expressed, and presumably secreted，TCR：T細胞受容体
*遊走因子については，なお一定の見解が得られていないので可能性のあるものを並べたにすぎない．
**アレルギー反応の結果，起こると推定される．

いることがわかります[1]．
　スギ特異的 IgE 陽性者および花粉症患児が増えていること，および，陽性者の半数は発症している可能性が示唆されています（表31，図73, 74）．

■花粉の飛散時期

　花粉症対策には，花粉の飛散時期は重要です（図75）．アレルゲン除去からいえば，飛散時期は知っておきましょう．ただし，樹木では飛散距離は長いですが，草木では飛散距離は短いです．したがって，問題

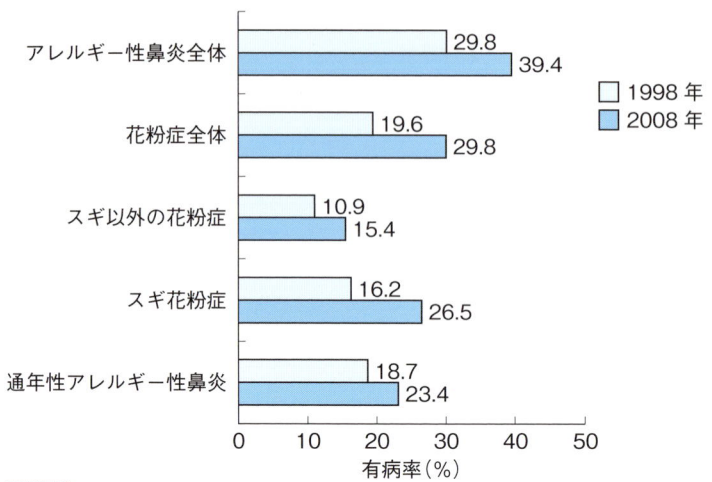

第4章 小児に多いアレルギー性疾患の診かた・考えかた

	1998年	2008年
アレルギー性鼻炎全体	29.8	39.4
花粉症全体	19.6	29.8
スギ以外の花粉症	10.9	15.4
スギ花粉症	16.2	26.5
通年性アレルギー性鼻炎	18.7	23.4

図71 1998年と2008年の有病率
(馬場廣太郎, 他. 鼻アレルギーの全国疫学調査2008 (1998年との比較)―耳鼻咽喉科医およびその家族を対象として―. Prog Med. 2008; 28: 2001-12)

年齢層別有病率（スギ以外の花粉症／スギ花粉症／通年性アレルギー性鼻炎）

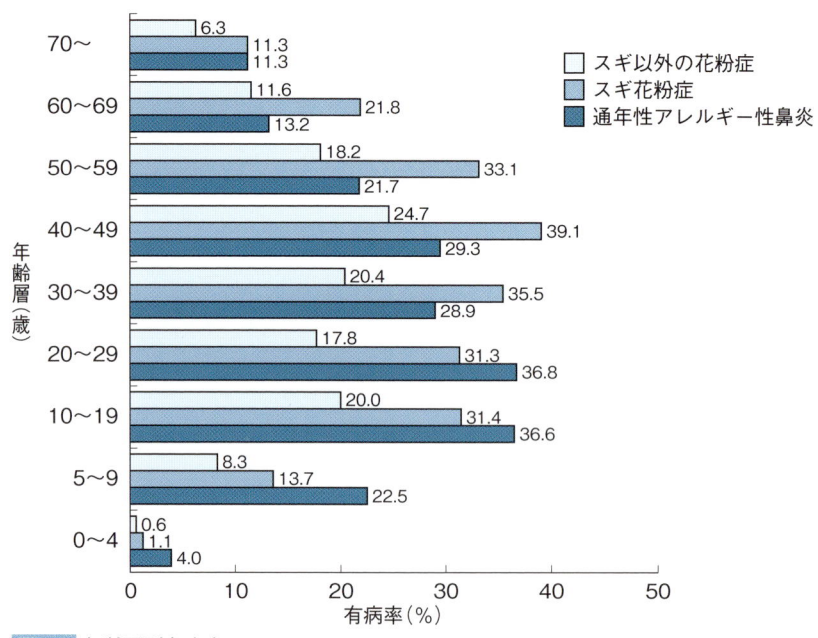

年齢層（歳）	スギ以外の花粉症	スギ花粉症	通年性アレルギー性鼻炎
70〜	6.3	11.3	11.3
60〜69	11.6	21.8	13.2
50〜59	18.2	33.1	21.7
40〜49	24.7	39.1	29.3
30〜39	20.4	35.5	28.9
20〜29	17.8	31.3	36.8
10〜19	20.0	31.4	36.6
5〜9	8.3	13.7	22.5
0〜4	0.6	1.1	4.0

図72 年齢層別有病率
(馬場廣太郎, 他. 鼻アレルギーの全国疫学調査2008 (1998年との比較)―耳鼻咽喉科医およびその家族を対象として―. Prog Med. 2008; 28: 2001-12)

E. アレルギー性鼻炎

表31 埼玉県南東部の学童のスギ花粉症の頻度（%）

調査対象数	1992 年 13,424 名	2000 年 12,979 名	2006 年 11,521 名
気管支喘息	4.07	5.38	5.89
アトピー性皮膚炎	15.83	17.98	18.47
アレルギー性鼻炎	14.20	18.40	20.85
スギ花粉症	5.85	15.20	19.85

(鈴木五男．乳幼児のスギ花粉症の現状と治療の展望．日本小児アレルギー学会誌．2008; 22: 217-24)

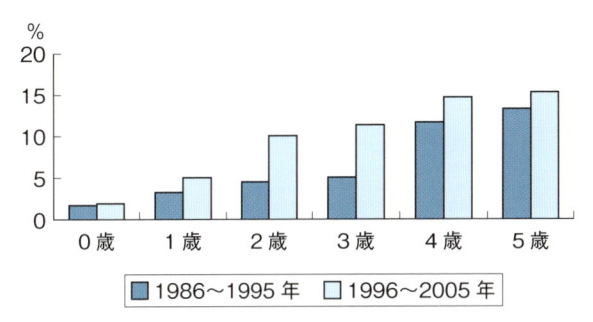

図73 乳幼児におけるスギ特異 IgE 抗体の陽性率
(鈴木五男．乳幼児のスギ花粉症の現状と治療の展望．日本小児アレルギー学会誌．2008; 22: 217-24)

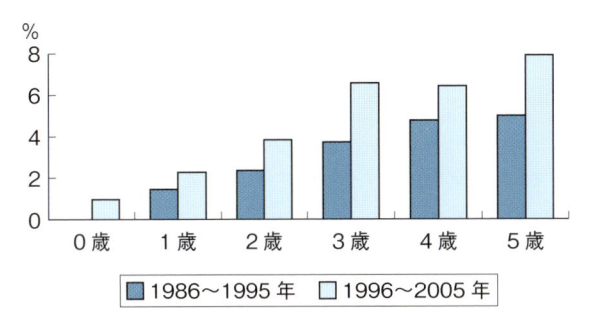

図74 乳幼児のスギ花粉症の頻度
(鈴木五男．乳幼児のスギ花粉症の現状と治療の展望．日本小児アレルギー学会誌．2008; 22: 217-24)

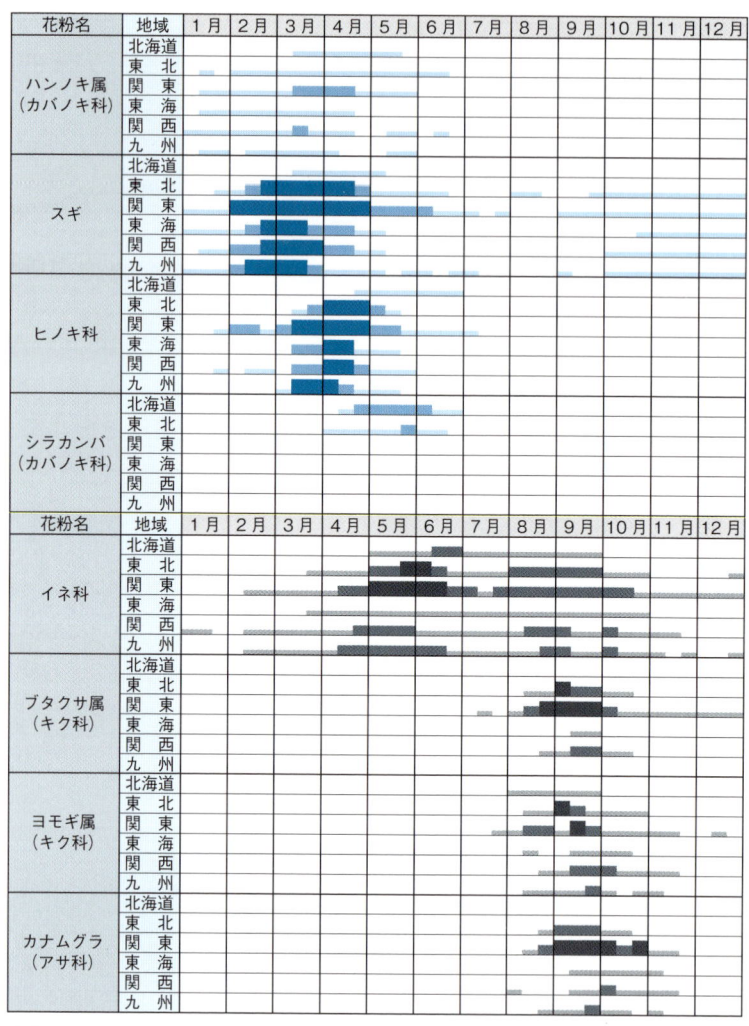

第4章 小児に多いアレルギー性疾患の診かた・考えかた

図75 主な花粉症原因植物の花粉捕集時期（開花時期）
（西間三馨, 他監修. 厚生省花粉症研究班. 日本列島空中花粉調査データ集. 東京: 協和企画; 2000）

になるのは，スギやヒノキ，ハンノキ，シラカンバです．今後，舌下免疫療法の普及に伴い，治療の開始時期を考える意味で，飛散時期は大切です．

■アレルギー性鼻炎の検査

1．問診
発症年齢によって，通年性は小児に多く，季節性は学童から成人に多いです．性別では，通年性は男に多く，季節性は女に多いです．アレルギーの既往歴，家族歴もあれば，アレルギー性鼻炎になりやすいです．

2．検査
アレルギー検査として，血液検査，プリックテスト，皮内テスト，非特異的IgE，特異的IgEなど他のアレルギー検査と同様です．

3．好酸球検査（表32）
鼻汁好酸球数は，＋＋以上でアレルギー性鼻炎の診断確率が上がります．

4．鼻誘発テスト（表32）
原因と思われるアレルギーエキスを浸み込ませ乾燥した濾紙（ディスク）を鼻粘膜に付着させて，症状な

表32 アレルギー検査成績の程度分類

検査法＼程度	＋＋＋	＋＋	＋	±	－
皮内テスト	紅斑41mm以上 膨疹16mm以上	40mm～20mm 15mm～10mm	40mm～20mm 9mm以下	19mm以下 9mm以下	
鼻誘発テスト*	症状3つ 特にくしゃみ6回以上	症状3つ	症状2つ	症状1つ	0
鼻汁好酸球数	群在	（＋＋＋）と（＋）の中間	弱拡で目につく程度		0

＊症状3つ：①くしゃみ発作・鼻瘙痒感，②下鼻甲介粘膜の腫脹蒼白，③水様性分泌
スクラッチ（プリック）テストは施行後10～15分に膨疹または紅斑径が，対照の2倍以上，または紅斑10mm以上もしくは膨疹が5mm以上を陽性とする．
（鼻アレルギー診療ガイドライン作成委員会．鼻アレルギー診療ガイドラインー通年性鼻炎と花粉症ー2013年版（改訂第7版）．東京：ライフ・サイエンス；2013）

どをみる検査です．抗原ディスクはハウスダスト，ブタクサしか市販させていません．

■アレルギー性鼻炎の症状

症状は，発作性反復性のくしゃみ，水様性鼻漏，鼻閉です（表33）．

鼻粘膜の症状ですが，もしファイバースコープがあれば，局所の所見による重症度です（表34）．

表33 アレルギー性鼻炎の症状の重症度分類

程度および重症度		くしゃみ発作または鼻漏*				
		++++	+++	++	+	−
鼻閉	++++	最重症	最重症	最重症	最重症	最重症
	+++	最重症	重症	重症	重症	重症
	++	最重症	重症	中等症	中等症	中等症
	+	最重症	重症	中等症	軽症	軽症
	−	最重症	重症	中等症	軽症	無症状

くしゃみ・鼻漏型　　鼻閉型　　充全型

*くしゃみか鼻漏の強い方をとる．
従来の分類では，重症，中等症，軽症である．スギ花粉飛散の多いときは重症で律しきれない症状も起こるので，最重症を入れてある．

各症状の程度は以下とする

種類 \ 程度	++++	+++	++	+	−
くしゃみ発作（1日の平均発作回数）	21回以上	20〜11回	10〜6回	5〜1回	+未満
鼻汁（1日の平均擤鼻回数）	21回以上	20〜11回	10〜6回	5〜1回	+未満
鼻閉	1日中完全につまっている	鼻閉が非常に強く，口呼吸が1日のうち，かなりの時間あり	鼻閉が強く，口呼吸が1日のうち，ときどきあり	口呼吸は全くないが鼻閉あり	+未満
日常生活の支障度*	全くできない	手につかないほど苦しい	(+++)と(+)の中間	あまり差し支えない	+未満

*日常生活の支障度：仕事，勉学，家事，睡眠，外出などへの支障
(鼻アレルギー診療ガイドライン作成委員会．鼻アレルギー診療ガイドライン−通年性鼻炎と花粉症−2013年版（改訂第7版）．東京：ライフ・サイエンス；2013)

E. アレルギー性鼻炎

■アレルギー性鼻炎の治療

1. 保護者と患児とのコミュニケーション

花粉症の症状は個人差があります．その症状について，しっかりと向き合う必要があります．特に，小児では，患児の訴えが大切です．さらに，患児の症状のため，保護者のQOLが低下しますので，患児の花粉症のときに，同時に保護者にも対応しないといけません．

> アレルギー性鼻炎は学童以降に多いので，訴えがはっきりとしてきます．しかし，幼児の場合はくしゃみ，鼻漏で判断することになります．

2. 抗原の除去と回避

大きく，ダニと花粉に分かれ，大きさと主に存在する場所が異なります．

- ダニ：清掃，除湿，防ダニ布団カバー・シーツなどで主に屋内
- 花粉：マスク，メガネなどで主に屋外

3. 薬物療法

- ケミカルメディエーター受容体拮抗薬〔ヒスタミンH_1受容体拮抗薬（抗ヒスタミン薬：鼻アレルギー診療ガイドラインでの表記をこの章では採用），ロイコトリエン受容体拮抗薬（抗ロイコトリエン薬：鼻アレルギー診療ガイドラインでの表記をこの章では採用）〕（鼻噴霧用，経口）

> 最近は医薬品がOTC（市販薬）として販売されています．学童ならOTCでもよいかもしれませんが，幼児ではOTCでない方がよいでしょう．OTCは飛散時期，期間を考えると高価になってきます．

表34 局所所見の程度分類

種類＼程度	+++	++	+	-
下鼻甲介粘液の腫脹	中鼻甲介みえず	（+++）と（+）の中間	中鼻甲介中央までみえる	なし
下鼻甲介粘液の色調*	蒼白	赤	薄赤	正常
水様性分泌量	充満	（+++）と（+）の中間	付着程度	なし
鼻汁の性状*	水様性	粘性	膿性	なし

*程度ではなく質の変化
（鼻アレルギー診療ガイドライン作成委員会．鼻アレルギー診療ガイドライン－通年性鼻炎と花粉症－2013年版（改訂第7版）．東京：ライフ・サイエンス；2013）

- ケミカルメディエーター遊離抑制薬（鼻噴霧用，経口）
- Th2 サイトカイン阻害薬（経口）
- ステロイド薬（鼻噴霧用，経口）
- 点鼻用血管収縮薬（α交感神経刺激薬）…小児では全身副作用と不整脈（徐脈）の問題もあって使用は控えた方がよいです．

4. アレルゲン免疫療法

抗原量の増やし方で，通常法と急速法に，抗原の経路で，皮下と舌下に分類されます．アレルギー性鼻炎では，経口はまだ施行されていません．

5. 手術療法

- 凝固壊死法（高周波電気凝固法，レーザー法，トリクロール酢酸法など）
- 切除（鼻腔整復術，下鼻甲介粘膜広範切除術など）
- Vidian 神経切断術，後鼻神経切断術

手術療法は一般的に，小児では罹患期間が短いこと，鼻腔が狭いことから，あまり行われていません．

◆抗原の回避

北海道，沖縄（図76）ではスギ花粉は少ないので，転地療法も1つの方法です．

身の回りの花粉量は，家の花粉の総量は約2,000万個，外から換気で約1,200万個，洗濯物などで800万個侵入するといわれています．家の中の花粉を減らすためこまめに掃除をします．以下，患児および保護者に説明していることです．

① 家具の上には物を置かずに掃除をしやすく！家具の裏もこまめに掃除．
② 布団カバーを洗濯．ソファはなるべく革製のものがおススメ！

E. アレルギー性鼻炎

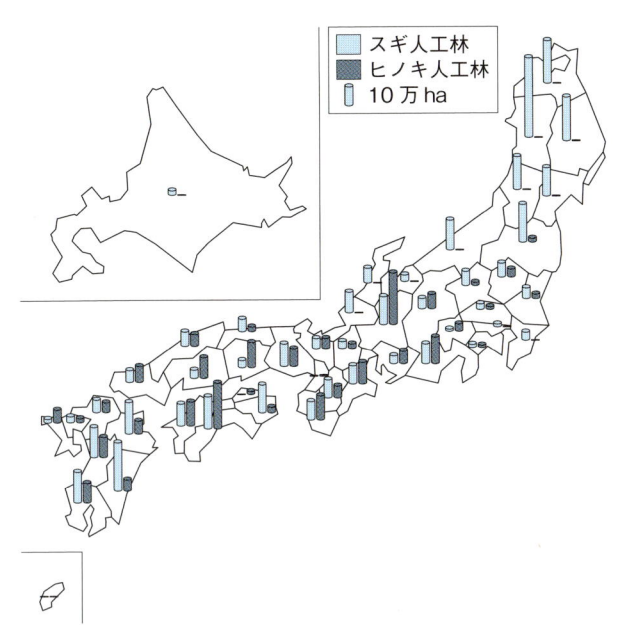

図76 都道府県別スギ・ヒノキ人工林面積（平成24年3月31日）
（林野庁業務資料　http://www.rinya.maff.go.jp/j/sin_riyou/kafun/data.html）

③ カーテンはブラインドや洗濯しやすいものがおススメ！
④ 布製のぬいぐるみには花粉が付着しやすい！こちらも掃除を．
⑤ じゅうたんはこまめに掃除を．
⑥ 掃除機はフィルター付きで集塵袋も二重になったものを．
⑦ 鉢植えはできるだけ室外に．
⑧ 洗濯物を干すときはできるだけ室内で．
⑨ タバコはなるべく室外で．可能なら禁煙．

◆掃除のポイント（患児および保護者への説明）
① こまめに時間をかけて掃除をしましょう．

- アレルゲン除去には，$1m^2$ あたり 20 秒かけて掃除しましょう．
- 週に 2 回以上は掃除をしましょう．
② 掃除をする時間と場所が大事です．
- 花粉が床に落ちているときに掃除をしましょう．特に早朝がオススメ．
- 排気で花粉が再び舞い上がるので端から掃除をしていきましょう．
- フローリングなら拭き掃除も合わせるとよい．
③ ゴミ捨て時にも注意をしましょう．
- 掃除機を選ぶポイントはフィルター．
- ゴミ捨て時には，舞い上がりに注意．
④ 空中の花粉は，空気清浄機で．

体内への侵入を防ぐためには，マスクとメガネは必須です（図77）．

◆薬物療法

花粉症の症状にあわせて飛散前または飛散直後から初期治療を行います（図78）．

くしゃみやかゆみがひどいときの原因はヒスタミン

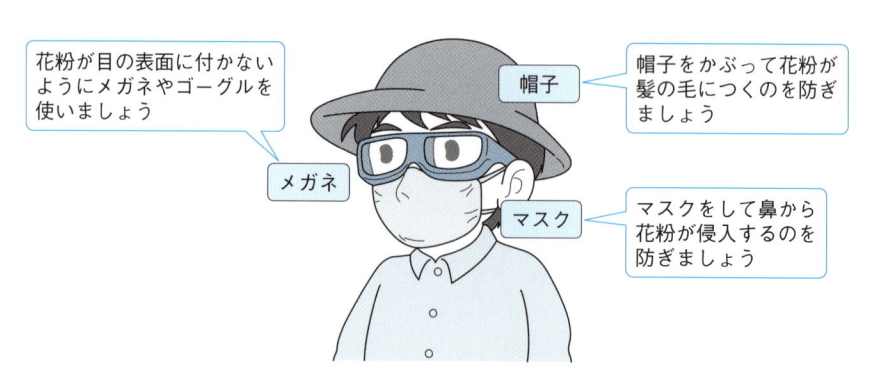

図77 体内への花粉の侵入を防ぐ方法

→　抗ヒスタミン薬を服用します．
　鼻づまりで困ったときの原因はロイコトリエン
　　→　抗ロイコトリエン薬を服用します．
　薬物療法は花粉症およびアレルギー性鼻炎の症状重症度に応じた薬物を使用します（表35, 36）．抗ヒスタミン薬，抗ロイコトリエン薬，鼻噴霧用ステロイドが中心です．
　抗PGD_2・TXA_2薬は小児では使用しません．

◆免疫療法
　花粉の成分を身体に少しずつ入れて，アレルギー体質を治していく治療です．症状改善効果と治療終了後も長期間効果が持続することが期待されています．
　効果が出てくるまでに時間がかかること，スギ花粉症に対する皮下注での有効性は70％前後であること，注射の場合は接種部位の腫れ，発赤が多く，稀にアナフィラキシーなどの副反応が30分以内に起こることを十分に患児および保護者に説明した上で施行します．
（方法）　皮下注射，舌下免疫（2014年から開始）

> 舌下免疫療法の講習会を受講し，受講証明書をもとにインターネットでe-ラーニングを受講し，簡単な試験を受験して登録可能になります．登録医でないとスギ花粉エキス製剤を処方できません．

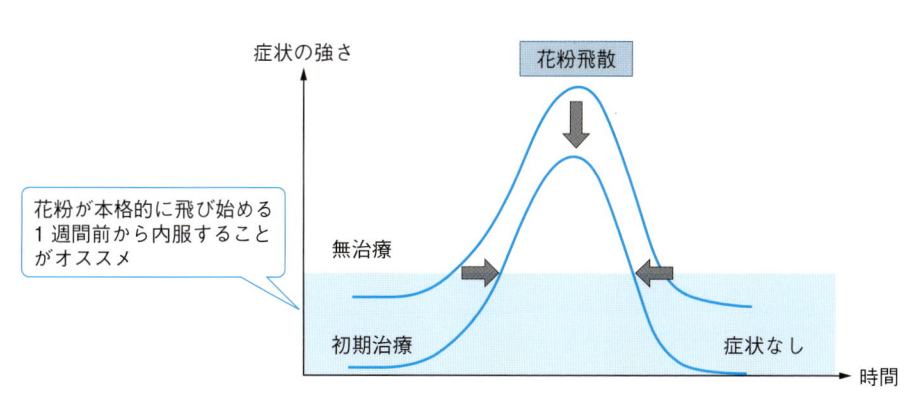

図78　初期治療をすすめる理由

表35 通年性アレルギー性鼻炎の薬物療法

重症度	軽症	中等症		重症	
病型		くしゃみ・鼻漏型	鼻閉型または鼻閉を主とする充全型	くしゃみ・鼻漏型	鼻閉型または鼻閉を主とする充全型
治療	①第2世代抗ヒスタミン薬 ②遊離抑制薬 ③Th2サイトカイン阻害薬 ①，②，③のいずれか1つ．	①第2世代抗ヒスタミン薬 ②遊離抑制薬 ③鼻噴霧用ステロイド薬 ①，②，③のいずれか1つ． 必要に応じて①または②に③を併用する．	①抗LTs薬 ②抗PGD$_2$・TXA$_2$薬 ③Th2サイトカイン阻害薬 ④鼻噴霧用ステロイド薬 ①，②，③，④のいずれか1つ． 必要に応じて①，②，③に④を併用する．	鼻噴霧用ステロイド薬 ＋ 第2世代抗ヒスタミン薬	鼻噴霧用ステロイド薬 ＋ 抗LTs薬 または 抗PGD$_2$・TXA$_2$薬 必要に応じて点鼻用血管収縮薬を治療開始時の1〜2週間に限って用いる．
				鼻閉型で鼻腔形態異常を伴う症例では手術	
	アレルゲン免疫療法				
	抗原除去・回避				

症状が改善してもすぐには投薬を中止せず，数カ月間の安定を確かめて，ステップダウンしていく．
遊離抑制薬：ケミカルメディエーター遊離抑制薬．
抗LTs薬：抗ロイコトリエン薬．
抗PGD$_2$・TXA$_2$薬：抗プロスタグランジンD$_2$・トロンボキサンA$_2$薬．
(鼻アレルギー診療ガイドライン作成委員会．鼻アレルギー診療ガイドライン―通年性鼻炎と花粉症―2013年版(改訂第7版)．東京：ライフ・サイエンス；2013)

(適応)
- 小児では，皮下注射で5歳以上，舌下免疫で12歳以上．成人
- スギ花粉の免疫療法ならスギ花粉症の診断が確定している患児
- 抗ヒスタミン薬，抗ロイコトリエン薬，鼻噴霧用ステロイド薬の投与などで症状のコントロールが不十分な患児
- 長期薬物療法を望まない
- 薬物療法で副作用が出現する患児

(小児での禁忌) 心疾患などでβ阻害薬を使用してい

E. アレルギー性鼻炎

表36 花粉症の薬物療法

重症度 病型	初期療法	軽症	中等症		重症・最重症	
			くしゃみ・鼻漏型	鼻閉型または鼻閉を主とする充全型	くしゃみ・鼻漏型	鼻閉型または鼻閉を主とする充全型
治療	①第2世代抗ヒスタミン薬 ②遊離抑制薬 ③抗LTs薬 ④抗PGD$_2$・TXA$_2$薬 ⑤Th2サイトカイン阻害薬 くしゃみ・鼻漏型には①, ②, 鼻閉型または鼻閉を主とする充全型には③, ④, ⑤のいずれか1つ.	①第2世代抗ヒスタミン薬 ②鼻噴霧用ステロイド薬 ①と点眼薬で治療を開始し, 必要に応じて②を追加.	第2世代抗ヒスタミン薬 ＋ 鼻噴霧用ステロイド薬	抗LTs薬または抗PGD$_2$・TXA$_2$薬 ＋ 鼻噴霧用ステロイド薬 ＋ 第2世代抗ヒスタミン薬	鼻噴霧用ステロイド薬 ＋ 第2世代抗ヒスタミン薬	鼻噴霧用ステロイド薬 ＋ 抗LTs薬または抗PGD$_2$・TXA$_2$薬 ＋ 第2世代抗ヒスタミン薬 必要に応じて点鼻用血管収縮薬を治療開始時の1～2週間に限って用いる. 鼻閉が特に強い症例では経口ステロイド薬を4～7日間処方で治療開始することもある.
		点眼用抗ヒスタミン薬または遊離抑制薬			点眼用抗ヒスタミン薬, 遊離抑制薬またはステロイド薬	
					鼻閉型で鼻腔形態異常を伴う症例では手術	
	アレルゲン免疫療法					
	抗原除去・回避					

初期療法は本格的花粉飛散期の導入のためなので, よほど花粉飛散の少ない年以外は重症度に応じて季節中の治療に早目に切り替える.
遊離抑制薬: ケミカルメディエーター遊離抑制薬. 抗LTs薬: 抗ロイコトリエン薬, 抗PGD$_2$・TXA$_2$薬: 抗プロスタグランジンD$_2$・トロンボキサンA$_2$薬.
(鼻アレルギー診療ガイドライン作成委員会. 鼻アレルギー診療ガイドライン―通年性鼻炎と花粉症― 2013年版 (改訂第7版). 東京: ライフ・サイエンス; 2013)

る患児, コントロール不十分な気管支喘息患児, 全身ステロイドの運用や抗がん剤を使用している患児, 急性感染症に罹患しているとき, 自己免疫疾患の合併・既往・家族歴のあ

る患児が挙げられています．

● 皮下注射
① スギ花粉飛散時期の開始は避ける
② 初回注射量は皮膚反応閾値かその 1/10
③ 前腕あるいは上腕に皮下に注射，注射部位はもまない
④ 注射後 30 分は監視しておく
⑤ 注射後の皮膚反応が強く 3cm 以上腫脹すれば，増量しない．同量の反復注射で腫脹径が小さくなれば，再増量を考慮する
⑥ 治療期間は少なくとも 2〜3 年
⑦ 増量の方法は，50％増量法，100％増量法，クラスター法，ラッシュ法などがあり，維持では，維持量で 1 カ月に 1 回は行っていく

● 舌下免疫
① スギ花粉飛散時期には開始せず，2 年間は毎日連続投与可能かどうかを確認する
② 2 分間舌下にアレルゲンを保持してから，飲み込む．その後 5 分間はうがいと飲食を控える
③ 投与直後，最低 2 時間以内は激しい運動と入浴は避ける
④ 歯科治療中，口内炎，口腔内外傷の場合は，一時中止する
⑤ 2 週間で増量し，3 週目以降が維持量とし，2000JAU/mL を 1 日 1 回 1mL を舌下に滴下

■アレルギー性鼻炎の合併症
　小児では鼻腔の狭いこと，副鼻腔と鼻腔をつなぐ自然孔が閉鎖しやすいため急性または慢性副鼻腔炎を合併しやすく，特にアレルギー性鼻炎があることで合併しやすいです．小児の副鼻腔炎の症状として膿性鼻

漏，鼻閉，さらに咳という症状があります．後鼻漏が起こりやすいために咳が出現し，喘息との鑑別が必要です．Waters法で診断した副鼻腔炎の背景として，アレルギー性鼻炎が36％みられました[2]．プランルカストの有効な症例もありました[3]．

> 鼻閉は鼻粘膜の肥厚ですから，理論上，抗ロイコトリエン薬と鼻噴霧用ステロイド薬が効果があると思われます．実際に使用して効果のある印象があります（データ集積中）．

2) 清益功浩, 他. 当科における小児副鼻腔炎症例の検討（アレルギー背景について）. 小児科臨床. 2005; 58: 1011-4.
3) 清益功浩, 他. プランルカスト水和物の併用により軽快した副鼻腔炎の1例. 小児科. 2007; 48: 1347-9.

F 蕁麻疹

■蕁麻疹の定義

膨疹，すなわち紅斑を伴う一過性，限局性の浮腫が病的に出没する疾患で，多くは痒みを伴います（図79）．通常の蕁麻疹に合併して，あるいは単独に，皮膚ないし粘膜の深部を中心とした限局性浮腫は，特に血管性浮腫と呼びます．皮膚マスト細胞が，様々な機序によって，脱顆粒し，顆粒内のヒスタミンなどの化学伝達物質が皮膚の微小血管と神経に作用して，血管拡張による紅斑，血漿成分の漏出である膨疹，痒みが生じます．これらの膨疹などは個々においては一過性で，24時間以内に消失します．

■蕁麻疹の疫学

意外と蕁麻疹を経験している人が多く，4〜5人に

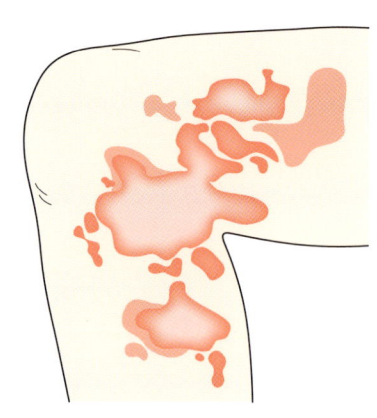

図79 蕁麻疹の形態

F. 蕁麻疹

1人は一生のうちに一度は蕁麻疹を経験しているといわれています．その意味では，蕁麻疹について知っておくことは大切です．日本皮膚科学会の2007年から2008年までの調査結果では，慢性蕁麻疹で6週間以上続いているのは，全人口0.5〜1％と報告されています．

■蕁麻疹の病態に関与する因子

1. 直接的誘因（主として外因性，一過性）
    1) 外来抗原
    2) 物理的刺激
    3) 発汗刺激
    4) 食物*
        食物抗原，食品中のヒスタミン，仮性アレルゲン（豚肉，タケノコ，もち，香辛料など），
        食品添加物（防腐剤，人工色素），サリチル酸*
    5) 薬剤
        抗原，造影剤，NSAIDs*，防腐剤，コハク酸エステル，バンコマイシン（レッドマン症候群）など
    6) 運動
2. 背景因子（主として内因性，持続性）
    1) 感作（特異的IgE）
    2) 感染
    3) 疲労・ストレス
    4) 食物
        抗原以外の上記成分

---

* 膨疹出現の直接的誘因のほか，背景因子として作用することもある（つまり，他の原因に対して相互的に原因になりうること）．

5) 薬剤

　　アスピリン*，その他の NSAIDs*（食物依存性運動誘発アナフィラキシー），

　　アンジオテンシン変換酵素（ACE）阻害薬*（血管性浮腫）など

6) IgE または高親和性 IgE 受容体に対する自己抗体

7) 基礎疾患

　　膠原病および類縁疾患（SLE，シェーグレン症候群など），造血系疾患

　　遺伝的欠損など（血清 C1-INH 活性が低下）

　　血清病，その他の内臓病変など

　　日内変動（特発性の蕁麻疹は夕方〜夜にかけて悪化しやすい）

　これらの因子の多くは，複合的に病態形成に関与します．急性蕁麻疹では感冒などの急性感染症，慢性蕁麻疹ではしばしば上記の自己抗体やヘリコバクター・ピロリ菌感染などが関与し得ることが知られていますが，それだけでは病態の全体像を説明できないことが多いです．また，一般に上記の直接的誘因は個体に曝露されると速やかに膨疹を生じることが多いのに対し，背景因子は個体側の感受性を亢進する面が強く，因子出現と膨疹出現の間には時間的隔たりがあることが多いです．また，両者は必ずしも一対一に対応しません．そのため，実際の診療に当たっては，症例ごとの病歴と蕁麻疹以外の身体症状などに留意し，もしこれらの因子の関与が疑われる場合には，膨疹出現の時間的関係と関与の程度についても併せて判断し，適宜必要な検査および対策を講ずることが大切です．

■蕁麻疹の主たる病態

Ⅰ. 特発性の蕁麻疹
    1. 急性蕁麻疹（発症してからの期間が1カ月以内のもの）
    2. 慢性蕁麻疹（1カ月以上経過したもの）

Ⅱ. 刺激誘発型の蕁麻疹（特定刺激ないし負荷により皮疹を誘発することができる蕁麻疹）
    3. アレルギー性の蕁麻疹
    4. 食物依存性運動誘発アナフィラキシー
    5. 非アレルギー性の蕁麻疹
    6. アスピリン蕁麻疹（不耐症による蕁麻疹）
    7. 物理性蕁麻疹（機械性蕁麻疹，寒冷蕁麻疹，日光蕁麻疹，温熱蕁麻疹，遅延性圧蕁麻疹，水蕁麻疹，振動蕁麻疹（振動血管性浮腫））
    8. コリン性蕁麻疹
    9. 接触蕁麻疹

Ⅲ. 血管性浮腫
    10. 特発性の血管性浮腫
    11. 外来物質起因性の血管性浮腫
    12. C1エステラーゼ阻害因子 C1-esterase inhibitor（C1-INH）の低下による血管性浮腫（遺伝性血管性浮腫 hereditary angioedema（HAE），自己免疫性血管性浮腫など）

Ⅳ. 蕁麻疹関連疾患
    13. 蕁麻疹様血管炎
    14. 色素性蕁麻疹
    15. Schnitzler 症候群
    16. クリオピリン関連周期熱（CAPS: cryopyrin-associated periodic syndrome）

小児に多い蕁麻疹として，特発性蕁麻疹の急性蕁麻疹は上気道などの一過性の感染に伴うものが多く，感染症に続いて蕁麻疹も消失することが多いです．また原因は特定されなくても，適切な治療のもとに1カ月以内に治癒に至る例が多いです．

コリン性蕁麻疹は，小児から30歳代前半までの成人に好発する蕁麻疹です．入浴，運動，精神的緊張など，発汗ないし発汗を促す刺激が加わったときに生じます．皮疹は粟粒大から小豆大までの癒合傾向のない膨疹ないし紅斑で，膨疹は直径数cmまでの紅斑に囲まれることもあり，痒みを伴い，たまに，ピリピリした痛みのこともあります．皮疹は出現後数分から2時間以内に消退することが多いですが，眼瞼，口唇に血管性浮腫を伴うこともあります．

> ときどきみられる蕁麻疹です．小中学生で通学時にみられることがあり，皮疹をみれば診断可能ですが，受診時には消失していることもあります．汗との関連が報告されています．

C1-INHの低下による血管性浮腫は，C1-INH遺伝子の異常（hereditary angioedema；HAE）あるいは後天的理由でC1-INHの機能が低下したために生じます．後天的には，C1-INHに対する自己抗体によるもの（自己免疫性血管性浮腫），造血器系腫瘍に伴うもの，その他の全身性疾患によりC1-INHが消耗されるために生じるものがあります．本症ではC1-INH活性低下，C3正常，C4低下を示すのが特徴です．さらに，HAEではC1qが正常，後天的なC1-INHの消耗によるものはC1qが低下していることにより病型を区別することができます．なお，いずれの場合も自発的に症状が出現しますが，歯科治療，外傷，感染，疲労，ストレスなどが誘因となることもあります．

> 急性蕁麻疹で希望により血液検査を行い，C4の低下，血清補体価の低下した症例を経験しました．C1-INHは正常でした．一過性の低補体血症による急性蕁麻疹の症例でした[1]．

色素性蕁麻疹：皮膚局所にマスト細胞の過剰な集簇と色素沈着を認める疾患で，多くは多発性に出現しま

> 最終的には，皮膚生検です．小児では自然に治癒するといわれています．

---

1) 清益功浩, 他. 一過性に低補体血症を呈した急性蕁麻疹の1例. 小児科臨床. 2014; 67: 1695-8.

すが単発性のこともあります．皮疹部を擦過するとその部位に一致して膨疹を生じます．これはダリエ徴候と呼ばれ，色素性蕁麻疹について診断的価値があります．膨疹は，このほか入浴などによる急激な温度変化によっても生じることがあり，乳幼児では水疱を形成することもあります．

クリオピリン関連周期性症候群（CAPS: cryopyrin-associated periodic syndrome）：明らかな感染や自己抗体の関与がないにもかかわらず，発熱，倦怠感，関節痛などの炎症症状と蕁麻疹様の皮疹の出現を繰り返す病気です．cryopyrin蛋白の遺伝子（*CIAS1*）の異常に起因し，転写因子であるNFκBが恒常的に活性化された状態で，IL-1βの産生が亢進しているために，発熱が続きます．その他として寒冷刺激により誘発される蕁麻疹を主たる症状とする家族性寒冷蕁麻疹，小児期より発熱，倦怠感，関節痛などを伴うMuckle-Wells症候群，新生児に発症し，より重篤で腎障害や難聴などの神経症状を伴うCINCA（chronic infantile neurological cutaneous articular syndrome）があります．いずれも慢性蕁麻疹に似た多形の皮疹が寒冷蕁麻疹以外は常時，出現します．しかし，多くの場合は痒みを伴いません．小児においてもこのような病気は稀ですが，念頭に入れる必要があります．

> 小児では予後もよいので，褐色の色素斑を見落としていることもあるかもしれません．数例経験しましたが，自然軽快しました．

> 有病率は高くないのですが，蕁麻疹以外の症状があれば，念頭に入れておきたい病気です．遺伝子診断が可能ですが，大学病院などで施行されています（京都大学小児科など）．

■蕁麻疹の治療

治療方針：原因の特定を行い，原因の除去，対症療法です

1．原因の特定

蕁麻疹発症時からさかのぼって1～2日の食事内容，薬物の使用，環境変化，身体状況（体温，疲労

> 血液検査など原因を知りたいために希望される保護者がみられます．原因不明なことが多いこととアレルギー体質くらいしかわからないこともあると説明の上，希望があれば検査しています．補体は検査するようにしています．ただ血液検査の必要性はケースバイケースです．

度，便性など），心理的状態と症状の前駆症状，症状の推移，薬物反応性などを細かく問診します．遷延して繰り返す場合もそのときの状況を詳しく問診します．繰り返す場合は，皮膚の過敏性が亢進して初回の原因より軽微な刺激で発症しやすくなっていることがありますので注意が必要です．

2. 再現性のための検査

原因が推定された場合には，特異IgE抗体の検出のために，血液検査，皮膚テストを行い，経口や皮膚への負荷テスト，時には運動負荷テストを行い，再現性があることを確認し原因を特定します．

> 食物の場合，食物アレルギーとして再現性は高いのですが，それ以外はなかなか再現性は難しいです．

3. 対症療法（図80, 81）

a）急性蕁麻疹

抗ヒスタミン薬と一部の抗アレルギー薬の内服（症状消失後も数日～1, 2週間継続）を行い，内服期間もあくまで一時的です．皮疹には抗ヒスタミン薬の軟膏を塗布します．

ステロイド薬やセレスタミンなどの合剤を使用することもあります．

b）慢性蕁麻疹

抗ヒスタミン薬，一部の抗アレルギー薬の内服が中心になります．これらの薬で軽快しない場合に，補助治療が必要になります．補助治療として副作用が少ないのでH_2拮抗薬を使用します．小児でも効果的なことがありますが，保険適用がありません（表37）．

> 小児の蕁麻疹にファモチジン（1mg/kg/日 分1～2）を使用して，良好な経過と副作用はなかったと報告しています[2]．

- 蕁麻疹に対するH_2拮抗薬の作用機序（仮説）
1. 皮膚の血管に存在するH_2 receptorを介して紅斑・膨疹反応を抑制する

---

2) 清益功浩, 他. 小児の蕁麻疹に対するヒスタミンH_2受容体拮抗薬ファモチジンの使用経験. 小児科臨床. 2009; 62: 1699-702.

F. 蕁麻疹

2. H₂拮抗薬が肝に作用して薬剤代謝を遅延させ，併用するH₁拮抗薬の血中濃度を上昇させる
3. 細胞性免疫に影響を及ぼし，suppressor機能を増強する
4. 胃酸分泌抑制して，皮疹を改善させる

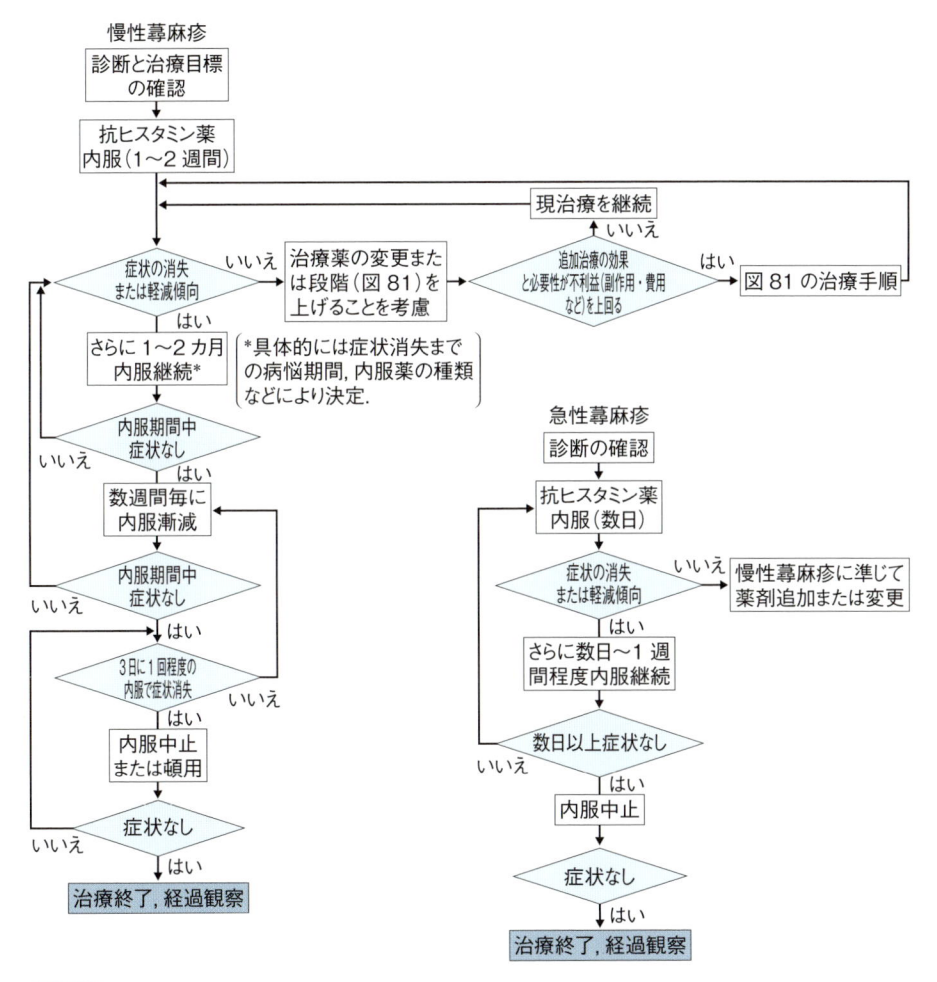

図80 特発性の蕁麻疹の治療手順
（日本皮膚科学会．蕁麻疹診療ガイドライン．日皮会誌．2011; 121: 1339-88.）

```
┌─①抗ヒスタミン薬
│      通常量
│      適宜，他剤への変更，増量
│  ②補助的治療薬
**│      H₂拮抗薬*，抗ロイコトリエン薬*，ワクシニアウイルス接種家兎炎症皮
│      膚抽出液（注射），グリチルリチン製剤（注射），ジアフェニルスルホン*，
│      抗不安薬*，トラネキサム酸，漢方薬，など
└─③ステロイド
       副腎皮質ステロイド（プレドニゾロン換算量 5〜15mg/日）内服
   ④試行的治療
       免疫学的治療（シクロスポリン*，プレドニゾロン換算量 20mg/日以上の
       ステロイド，など）
```

図81 特発性の蕁麻疹に対する薬物治療手順

治療内容は，蕁麻疹の症状と効果に応じてステップアップし，症状軽減がみられれば高いステップのものから順次減量，中止する．
 *：蕁麻疹に対する健康保険適応は未承認
**：速やかに症状の軽減を図ることが必要な場合
（日本皮膚科学会．蕁麻疹診療ガイドライン．日皮会誌．2011; 121: 1339-88.）

表37 蕁麻疹における H_1 拮抗薬・H_2 拮抗薬併用治療

報告者	症例数	治療方法	効果
Harvey（1981）	19	ヒドロキシジン＋シメチジン	有
Monroe（1981）	18	ヒドロキシジン＋シメチジン	有
Paul（1986）	45	テルフェナジン＋ラニチジン	有
Bleehen（1987）	40	クロルフェニラミン＋シメチジン	有
西岡和恵（1987）	7	ヒドロキシジン＋ファモチジン	有
奥 知三（1987）	21	H_1-Blocker＋ファモチジン	有
根本 治（1988）	6	H_1-Blocker＋ファモチジン	有
自験例	14	H_1-Blocker＋ファモチジン	有
Commens（1978）	19	クレマスチン＋シメチジン	無
Marks（1980）	20	クレマスチン＋シメチジン	無
Cook（1983）	15	クレマスチン＋シメチジン	無
Simons（1995）	16	ヒドロキシジン＋シメチジン（セチリジン）	無

自験例：清益功浩，他．小児の蕁麻疹に対するヒスタミン H_2 受容体拮抗薬ファモチジンの使用経験．小児科臨床．2009; 62: 1699-702．

F. 蕁麻疹

■症例

症例1：9歳　女児

現病歴：6月より，蕁麻疹を繰り返していた．ニポラジンを他院で処方されていたが，軽快せず，当院受診した．オキサトミド，ケトチフェン，クロルフェニラミンを内服するも軽快しなかった．

理学的所見：貨幣大の丘疹，瘙痒感有

血液検査所見：

WBC	8400/μL	TP	7.2g/dL
Neutro	88%	Alb	4.5g/dL
Lymph	9.5%	AST	23IU/L
Mono	2.5%	ALT	10IU/L
RBC	478万/μL	LDH	263IU/L
Hb	13.9g/dL	ALP	507IU/L
PLT	29.0万/μL	BUN	7.4mg/dL
		Cre	0.37mg/dL
IgE	87IU/mL	Na	137mEq/L
MAST-26		K	3.9mEq/L
スギ　4.70（1）のみ		Cl	103mEq/L
		Ca	9.3mg/dL

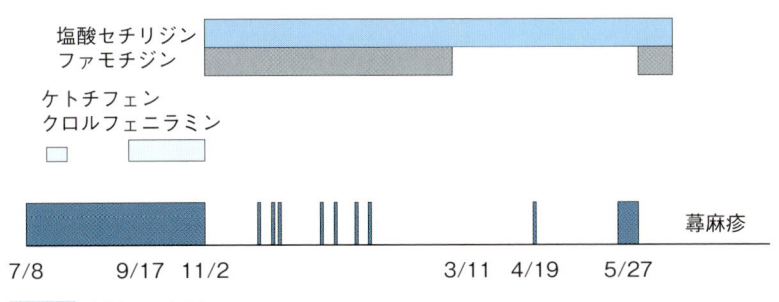

図82　症例1の経過

症例2: 2歳　女児

現病歴: 6月4日より,蕁麻疹が出現した.卵を食べても蕁麻疹は出現していない.

理学的所見: 膨疹,瘙痒感有

検査: WBC 9700 (Eosi 2%, Baso 0%), IgE 73, 卵白 0.37

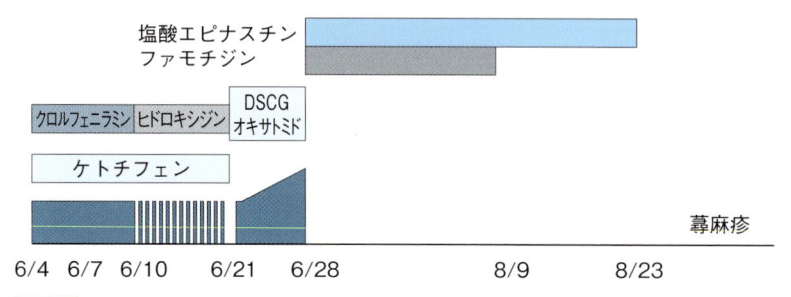

図83 症例2の経過
(清益功浩,他.エピナスチンとファモチジンにより軽快した急性蕁麻疹の1例.小児科臨床.2007; 60: 125-8)

5 薬の使い方

　小児では成人と異なり，体重や体表面積，年齢によって用量，投与方法が異なります．保険適用の有無が成人と異なっていたり，添付文書には小児では使用経験がないとか少ないというコメントがあることがあります．すでに，疾患によって使用する薬剤について説明しましたが，この章では小児アレルギー疾患での薬の使い方について解説します．

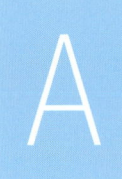

A ケミカルメディエーター遊離抑制薬

表38

一般名	先発製品名	製剤	用量・用法	適用疾患			
				BA	AD	AR	U
クロモグリク酸ナトリウム	インタール	細粒	2歳以上1回100mg 2歳未満1回50mg 食前, 眠前で1日3〜4回		◎ (FA)		
		カプセル外用 吸入液	1回20mg　1日3〜4回 1回1A　1日3〜4回	◎ ◎		◎	
		エアロゾル 点鼻薬 点眼薬	1回2噴霧　1日4回 1回1噴霧　1日6回 1回1〜2滴　1日4回	◎		◎ AC	
トラニラスト	リザベン	DS・細粒 カプセル (100mg) 点眼薬	5mg/kg/日　分3 3カプセル/日　分3 1回1〜2滴　1日4回	◎ ◎	◎ ◎	◎ ◎ AC	○ ○
レピリナスト	ロメット	細粒小児用 錠(150mg)	8mg/kg/日　分2 2錠/日　分2	◎ ◎			
ペミロラスト	アレギサールまたはペミラストン	DS 錠 (5mg,10mg) 点眼薬	BA 0.4mg/日　分2 AR 0.2mg/日　分2 5〜10歳　10mg/日　分2 11歳以上　20mg/日　分2 BA 2錠(20mg)/日　分2 AR 2錠(10mg)/日　分2 1回1滴　1日2回	◎ ◎ ◎		◎ ◎ AC	

DS: ドライシロップ, BA: 気管支喘息, AD: アトピー性皮膚炎, AR: アレルギー性鼻炎,
U: 蕁麻疹, AC: アレルギー性結膜炎, FA: 食物アレルギー
◎: 保険適応, ○: 効果の報告あり

　肥満細胞からのケミカルメディエーター遊離を抑制する薬剤です.
　効果はマイルドで臨床効果発現が遅く, 連用により改善率が上昇します. 眠気がなく, 副作用が比較的少ないです.

B ヒスタミン H₁ 受容体拮抗薬

表39 第1世代

一般名	先発製品名	製剤	用量・用法	適用疾患 BA	AD	AR	U
ジフェンヒドラミン塩酸塩	レスタミンコーワ	錠（10mg）	1歳　30mg/日　分2〜3 3歳　35mg/日　分2〜3 12歳　75mg/日　分2〜3		◎	◎	◎
クレマスチンフマル酸塩	タベジール	散 錠 シロップ （0.1mg/mL）	1〜2歳　0.4mg/日　分2 3〜4歳　0.5mg/日　分2 5〜7歳　0.7mg/日　分2 8〜10歳　1mg/日　分2 11〜14歳　1.3mg/日　分2		◎	◎	◎
シプロヘプタジン塩酸塩水和物	ペリアクチン	シロップ （0.4mg/mL） 散 錠（4mg）	2〜3歳　3〜9mL/日　分1〜3 4〜6歳　4〜12mL/日　分1〜3 7〜9歳　5〜15mL/日　分1〜3 10〜12歳　6.5〜19.5mL/日 　　　　　　　　　　分1〜3		◎	◎	◎
ヒドロキシジン塩酸塩	アタラックス	錠（10mg, 25mg）	3歳　20mg/日　分2〜3 12歳　50mg/日　分2〜3 2mg/kg/日　分3〜4		◎		◎
ヒドロキシジン塩酸塩	アタラックスP	錠 注射 散	1回0.5〜1mg/kg 4〜6時間毎筋注・静注		◎		◎
ホモクロルシクリジン塩酸塩	ホモクロミン	錠（10mg）	1歳　10mg/日　分3 3歳　15mg/日　分3 12歳　30mg/日　分3		◎	◎	◎
アリメマジン酒石酸塩	アリメジン	シロップ （0.5mg/mL） 散 錠（2.5mg）	1歳　　　3〜4mL/日　分3〜4 2〜3歳　4.5〜6mL/日　分3〜4 4〜6歳　6〜8mL/日　分3〜4 7〜9歳　9〜12mL/日　分3〜4 10〜12歳　10.5〜14mL/日 　　　　　　　　　　分3〜4		◎	◎	◎

第 5 章　薬の使い方

表39　つづき

一般名	先発製品名	製剤	用量・用法	適用疾患 BA	AD	AR	U
プロメタジン塩酸塩(注1)	ピレチア ヒベルナ	細粒 錠・糖衣錠 (5mg, 25mg) 散　注射	3歳　25mg/日　分1〜3 12歳　50mg/日　分1〜3		◎	◎	◎
d-クロルフェニラミンマレイン酸塩	ポララミン	散 錠(2mg) シロップ DS 注射	新生児　0.5mg/日　分3〜4 6カ月　1mg　分3〜4 1歳　1.5mg　分3〜4 3歳　2mg　分3〜4 7.5歳　3mg　分3〜4 12歳　4mg　分3〜4		◎	◎	◎
dl-クロルフェニラミンマレイン酸塩	クロダミン アレルギン クロール・トリメトン	シロップ 散 注射	1歳　1.5mg/日　分2〜4 3歳　2mg/日　分2〜4 12歳　4mg/日　分2〜4		◎	◎	◎
トリプロリジン塩酸塩水和物	ベネン	錠(1mg) シロップ	1歳　2mg/日　分3 3歳　2.5mg/日　分3 12歳　6mg/日　分3		◎	◎	◎

DS：ドライシロップ
BA：気管支喘息，AD：アトピー性皮膚炎，AR：アレルギー性鼻炎，U：蕁麻疹
◎：保険適応，○：効果の報告あり
注1：2歳未満には呼吸抑制が強いため使用しない

表40　第2世代

一般名	先発製品名	製剤	用量・用法	適用疾患 BA	AD	AR	U
ケトチフェンフマル酸塩	ザジテン	シロップ (0.2mg/mL) DS カプセル 点鼻薬 点眼薬	0.06mg/kg/日　分2 1回1噴霧　1日4回 1回1〜2滴　1日4回	◎	◎	◎ ◎ AC	◎
オキサトミド (注2)	セルテクト	DS 錠(30mg)	1mg/kg/日　分2	◎ 	◎ ◎	◎	◎
メキタジン	ゼスランまたはニポラジン	小児用細粒 錠(3mg)	0.24mg/kg/日　分2 0.12mg/kg/日　分2	◎ 	◎ ◎	◎ ◎	◎ ◎

B. ヒスタミン H_1 受容体拮抗薬

表40 つづき

一般名	先発製品名	製剤	用量・用法	適用疾患 BA	AD	AR	U
フェキソフェナジン塩酸塩	アレグラ	錠（30mg） 錠（60mg） OD（60mg） DS	6カ月〜1歳　30mg/日　分2 2〜6歳　　　60mg/日　分2 7〜11歳　　 60mg/日　分2 12歳以上　 120mg/日　分2		◎	◎	◎
エピナスチン塩酸塩	アレジオン	錠（10mg） 錠（20mg） DS	10mgまたは20mg/日　分1 0.25〜0.5mg/日　分1	◎ ◎	◎ ◎	◎ ◎	◎ ◎
セチリジン塩酸塩	ジルテック	錠 DS	10mg/日　分1 2〜6歳　　5mg/日　分2 7〜14歳　10mg/日　分2 15歳〜　 10mg/日　分1		◎	◎	◎
レボセチリジン塩酸塩	ザイザル	錠 シロップ （0.5mg/mL）	5mg/日　分1 6〜11カ月　1.25mg/日　分1 1〜6歳　　　2.5mg/日　分2 7〜14歳　　 5mg/日　　分2 15歳〜　　　 5mg/日　　分1		◎	◎	◎
オロパタジン塩酸塩	アレロック	錠（2.5mg） 錠（5mg） OD（5mg） DS	10mg/日　分2 2〜6歳　　5mg/日　　分2 7歳〜　　10mg/日　 分2		◎	◎	◎
ロラタジン	クラリチン	錠（10mg） OD（10mg） DS	10mg/日　分1 3〜6歳　　5mg/日　　分1 7歳〜　　10mg/日　 分1		◎	◎	◎
フェキソフェナジン塩酸塩/塩酸プソイドエフェドリン	ディレグラ	配合錠	12歳以上　4錠　分2			◎	

DS: ドライシロップ
BA: 気管支喘息，AD: アトピー性皮膚炎，AR: アレルギー性鼻炎
U: 蕁麻疹，AC: アレルギー性結膜炎
◎: 保険適応，○: 効果の報告あり
注2: 成人ではBAに適用なく，ARに適用あり

　小児と成人で適用が異なったり，ドライシロップ（DS）と錠で適用が異なったり，量がアレルギー疾患によって異なることがあるので注意が必要です．

ヒスタミン H₁ 受容体拮抗薬は，インバースアゴニストと呼ばれ，抑制型のヒスタミン H₁ 受容体に結合することで，ヒスタミンが結合した活性型のヒスタミン H₁ 受容体の作用を抑制します．第 1 世代と第 2 世代に分類され，中枢への作用の多少で鎮静性と非鎮静に分類されます（表 41, 42, 43, 図 84）．

■ ヒスタミン H₁ 受容体拮抗薬と痙攣

熱性痙攣は 7〜8％，てんかんは 0.5〜0.8％の有病率です．

ケトチフェンによって痙攣誘発された局在関連てんかんの 4 歳の男児[1]やケトチフェン投与開始 1〜2 週間後に発症をみた West 症候群 2 例[2]やオキサトミドにて発症した West 症候群[3]の報告があります．

また，発熱時に髄液でのヒスタミン含量が増加するが，熱性痙攣では上昇がみられない[4]との報告があります．

間代性痙攣発症ラットにおける脳内ヒスタミン量の増加と間代性痙攣持続時間は有意な負の相関が認められ，脳内ヒスタミン量が増加すると間代性痙攣持続時間が短縮し，脳内ヒスタミン量が減少すると間代性痙攣持続時間は延長する[5]との報告もあります．

救急外来に搬送された小児熱性痙攣患児 22 例，非熱性痙攣患児 44 例で，ヒスタミン H₁ 受容体拮抗薬の服用状況の調査では，小児熱性痙攣患児 10 例，非熱性痙攣患児 10 例，非熱性痙攣患児ではヒスタミン H₁ 受容体拮抗薬の服用は少なかった[6]との報告もあ

1) Yokoyama H, et al. Methods Find Exp Clin Pharmacol. 1993; 15: 183.
2) Yasuhara Y, et al. Neuropediatrics. 1998.
3) Yamashita Y, et al. Kurume Med J. 2004.
4) Kiviranta T, et al. Epilepsia. 1995; 36: 276.
5) 飯沼一宇, 他. Medical Postgraduates. 2002; 35: 1063.
6) Yokoyama H, et al. Brain Dev. 2001; 23: 542.

B. ヒスタミンH₁受容体拮抗薬

表41　ヒスタミンH₁受容体拮抗薬の特徴

第1世代：効果持続が短い，中枢抑制作用，抗コリン作用
　　副作用：眠気，胃腸障害，口渇，めまい，頭痛，車の運転をする人，危険な作業をする人は注意して投与
　抗コリン作用から，緑内障，前立腺肥大，喘息に禁忌
第2世代：中枢抑制作用が少ない
　①中枢抑制，抗コリン作用などの副作用がない．
　②アレルギー疾患の全般改善度はよい．
　③アレルギー性鼻炎の鼻閉に対する効果がややよい．
　④効果の発現がやや遅いが*，持続が長い．
　⑤連用により改善率が上昇する．
　　　*比較的速効性はあるものの，通年性アレルギー性鼻炎での臨床試験で，十分な効果を得るのに2週間程度を要する．亢進した過敏性を単独治療で抑制するのに必要な期間と考えられる．アトピー性皮膚炎でも連用により効果が高い．

表42　ヒスタミン受容体の主な存在部位と作用

H₁受容体：気道，腸管平滑筋収縮，気道粘液分泌亢進，血管透過性亢進，皮膚反応（紅斑-膨疹）
H₂受容体：胃酸分泌促進，心刺激作用
H₃受容体：脳，末梢神経，血管に存在．副交感神経（コリン作動性）のガングリオン，前シナプス末端アセチルコリン放出を調整
H₄受容体：骨髄，末梢白血球（好酸球，好中球），胸腺，膵臓，小腸に存在
ヒスタミンは，ヒスチジンからヒスチジンデカルボキシラーゼにより生成される．
肥満細胞，好塩基球の顆粒に含有

表43　経口ヒスタミンH₁受容体拮抗薬と中枢神経系

ヒスタミンの作用

脳機能	ヒスタミン神経系の機能	鎮静性ヒスタミンH₁受容体拮抗薬の影響
覚醒・睡眠	覚醒の増加と徐波睡眠の減少	→ 眠気，睡眠の質の低下
認知機能	学習と記憶の増強	→ 認知症との関連
運動量	自発運動量の増加	→
侵害刺激	痛いと痒み受容の増強	→ かゆみを抑える
摂食	摂食行動の抑制	→ 食欲増進
痙攣	痙攣抑制	→ 痙攣
ストレス	ストレスによる過興奮の抑制	→ ストレスに対してイライラする
覚醒剤精神病	キンドリング形成の抑制	→
Neural plasticity	除神経による過感受性抑制	→

キンドリング：ヒトのてんかんに類似したてんかん焦点を作製する方法
(谷内一彦, 他. 中枢ヒスタミン神経の解剖とその機能. アレルギー・免疫. 2005; 12: 264-9)

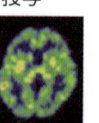

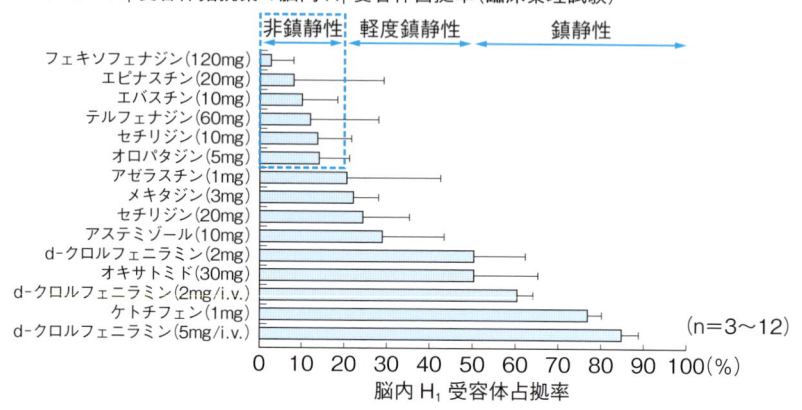

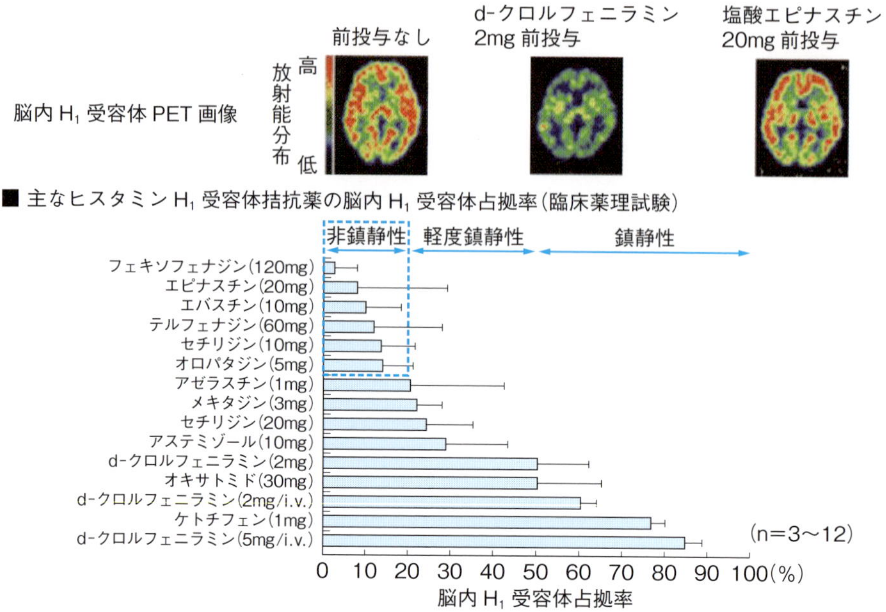

第5章 薬の使い方

脳内 H₁ 受容体 PET 画像　　前投与なし　　d-クロルフェニラミン 2mg 前投与　　塩酸エピナスチン 20mg 前投与

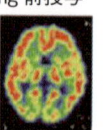

放射能分布 高／低

■ 主なヒスタミン H₁ 受容体拮抗薬の脳内 H₁ 受容体占拠率（臨床薬理試験）

非鎮静性　軽度鎮静性　鎮静性

薬剤	脳内 H₁ 受容体占拠率
フェキソフェナジン(120mg)	
エピナスチン(20mg)	
エバスチン(10mg)	
テルフェナジン(60mg)	
セチリジン(10mg)	
オロパタジン(5mg)	
アゼラスチン(1mg)	
メキタジン(3mg)	
セチリジン(20mg)	
アステミゾール(10mg)	
d-クロルフェニラミン(2mg)	
オキサトミド(30mg)	
d-クロルフェニラミン(2mg/i.v.)	
ケトチフェン(1mg)	
d-クロルフェニラミン(5mg/i.v.)	

(n=3〜12)

0　10　20　30　40　50　60　70　80　90　100（%）
脳内 H₁ 受容体占拠率

図 84 ヒスタミン H₁ 受容体拮抗薬の脳内 H₁ 受容体占拠薬

(Yanai K, et al. The physiological and pathophysiological roles of neuronal histamine: an insight from human positron emission tomography studies. Pharmacol Ther. 2007; 113 :1-15)
(田川正秋, 他. PETによる抗ヒスタミン薬の鎮静作用発症メカニズムの解明 脳内ヒスタミン H1 受容体占拠率と眠気との相関. 別冊 医学のあゆみ　7回膜貫通型受容体研究の新展開. 2001; 171-6)

表 44 小児適応のある経口ヒスタミン H₁ 受容体拮抗薬

年齢	0	1	2	3	4	5	6	7	8	9	10	11	12	13	14	15
ケトチフェン																
オキサトミド																
エピナスチン	(注)															
オロパタジン																
セチリジン																
レボセチリジン																
ロラタジン																
フェキソフェナジン																

注：著者は，適応はないものの効果のあることと副作用のないことを報告した．
(清益功浩, 他. 1歳未満のアトピー性皮膚炎患児への塩酸エピナスチンの使用経験. 小児科臨床. 2008; 61: 1141-5)

B. ヒスタミン H₁ 受容体拮抗薬

表45 ヒスタミン H₁ 受容体拮抗薬の使い方

- 構造の違い
  三環系：ケトチフェン，ロラタジン，アゼラスチン，エピナスチン，オロパタジン
  ピペリジン系：エバスチン，セチリジン，フェキソフェナジン
- 構造の違うものを変更？　併用？
- 増量する．その場合はやはり非鎮静性の方が望ましい

ります．しかし，非熱性痙攣患児でもヒスタミン H₁ 受容体拮抗薬は服用していますので，ヒスタミン H₁ 受容体拮抗薬が必ずしも痙攣をおこすわけではありません．

ヒスタミン H₁ 受容体拮抗薬は，痙攣に対する閾値を低下させることがいわれていますので，その使用については注意が必要です．

小児ではヒスタミン H₁ 受容体拮抗薬の使用については適応のある薬は限られています（表44）．そのなかでヒスタミン H₁ 受容体拮抗薬を効果に応じて使用する場合は構造の違いに注目するとよいかもしれません（表45）．

C ロイコトリエン受容体拮抗薬

表46

一般名	先発製品名	製剤	用量・用法	適用疾患			
				BA	AD	AR	U
プランルカスト水和物	オノン	DS カプセル(112.5mg)	7mg/kg/日 分2 4 Cap/日 分2	◎ ◎		◎ ◎	○ ○
モンテルカスト	キプレス シングレア	細粒 チュアブル 錠	4mg 1歳以上6歳未満 5mg 6歳以上 5mg 10mg 成人	◎ ◎ ◎		○ ○ ◎	○ ○ ○

DS: ドライシロップ
BA: 気管支喘息, AD: アトピー性皮膚炎, AR: アレルギー性鼻炎, U: 蕁麻疹
◎: 保険適応, ○: 効果の報告あり

　ロイコトリエンは鼻粘膜や気道の肥満細胞，好酸球，マクロファージで産生され，血管内皮細胞，好酸球に作用し，鼻粘膜容積血管拡張作用，気管支平滑筋収縮，気道分泌亢進，血管透過性亢進作用，好酸球遊走作用，気道平滑筋増殖促進，線維芽細胞へのコラーゲン産生刺激を有します．

　ロイコトリエン受容体拮抗薬は効果発現が早く，数時間で気管支拡張作用もあります．呼吸機能の改善や発作症状の軽減などの効果は，使用開始から1～2週間でみられます．

　呼吸器ウイルス感染症と関連する喘息症状の悪化に対する抑制効果は，1年間の継続投与でも感冒罹患時の間欠投与でも認められています[1]．

---

1) Bisgaard H, et al. Montelukast reduces asthma exacerbations in 2- to 5-year-old children with intermittent asthma. Am J Respir Crit Care Med. 2005; 171: 315-22.

秋の喘息発作 September epidemic での追加投与でも有効性が報告されています[2]．

副作用：発疹，下痢，腹痛，肝機能障害

ロイコトリエン受容体拮抗薬のアレルギー性鼻炎への効果

①鼻粘膜の容積血管拡張や血管透過性を抑制し，鼻閉を改善する．
②鼻閉に対する効果は，第2世代抗ヒスタミン薬よりも優れている．
③好酸球浸潤や鼻汁分泌を抑制する．
④くしゃみ，鼻汁にも有効．
⑤効果発現は内服開始後1週で認められ，連用で改善率が上昇する．

■プロスタグランジン D_2・トロンボキサン A_2 受容体拮抗薬のアレルギー性鼻炎への効果

鼻粘膜容積血管拡張や血管透過性の亢進や鼻腔抵抗の上昇を抑制し，鼻閉を改善します．

ただし小児では使用されていません．

---

2) Johnston NW, et al. Attenuation of the September epidemic of asthma exacerbations in children: a randomized, controlled trial of montelukast added to usual therapy. Pediatrics. 2007; 120: e702-12.

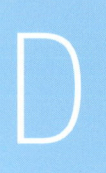

D Th2サイトカイン阻害薬

表47

一般名	先発製品名	製剤	用量・用法	適用疾患			
				BA	AD	AR	U
スプラタスト	アイピーディ	DS	6mg/kg/日 分2	◎	○	○	
トシル酸塩		カプセル	3 Cap（100mg）/日 分3	◎	◎	◎	

DS: ドライシロップ
BA: 気管支喘息, AD: アトピー性皮膚炎, AR: アレルギー性鼻炎, U: 蕁麻疹
◎: 保険適応, ○: 効果の報告あり

Th2サイトカイン阻害薬の効果は,
- Th2細胞からのサイトカインであるIL-4, IL-5産生を抑制
- IgE抗体産生抑制
- 好酸球浸潤抑制
- 肥満細胞からのヒスタミン遊離抑制

があります.

円形脱毛症への効果が報告されていて, アトピー性皮膚炎に合併した円形脱毛症に使用することもあります.

アレルギー性鼻炎に対しては,
①鼻粘膜血管透過性を抑制し, 鼻閉を改善する.
②鼻閉に対する効果は, 第2世代抗ヒスタミン薬より優れている.
③好酸球浸潤や鼻過敏症を抑制する.
④くしゃみ, 鼻汁にも有効.
⑤効果発現は1週間で認められ, 長期連用で改善率が上昇する.

E ステロイド薬

■効果（気管支喘息）
①炎症細胞の肺・気道内への浸潤抑制，炎症細胞自体の遊走および活性化抑制
②血管の透過性抑制
③気道分泌抑制
④気道過敏性の抑制
⑤サイトカイン産生の抑制
⑥β_2刺激薬の作用促進
⑦マスト細胞以外の細胞でのアラキドン酸の代謝抑制とロイコトリエン，プロスタグランジンの産生抑制

■吸入
　直接気道に到達して，気道炎症を抑制し，呼吸機能，気道過敏性が改善されます．吸入効率を高めるために，吸入補助器具が小児では望ましいです．5歳以上で，十分な吸気流速が得られることから，ドライパウダー製剤も可能です．ステロイドは投与量が多くなるほど，増強効果より副作用が急速に増えますので，量が多くなっているときには，増量よりは，他の薬剤の追加治療を考慮した方がいいでしょう（119頁参照）．

■副作用
　使用開始後1年間で1〜2cm程度の身長の抑制．フルチカゾン400μg/日の使用で副腎皮質機能不全

表48 静脈内投与（10分程度かけてまたは30分程度の点滴）

	初回投与量 (mg/kg)		定期投与量 (mg/kg)	
	2歳未満	2歳以上	2歳未満	2歳以上
ヒドロコルチゾン	5	5〜7	5 6〜8時間毎	5〜7 6時間毎
プレドニゾロン	0.5〜1	1〜1.5	0.5〜1（最大量2mg/kg/日） 6〜12時間毎	0.5 6時間毎
メチルプレドニゾロン	0.5〜1	1〜1.5	0.5〜1 6〜12時間毎	1〜1.5 4〜6時間毎

ヒドロコルチゾンはミネラルコルチコイド作用があるため，使用は数日以内

の報告もあるので，400μg/日以下にしたいものです．

局所では，副作用として咽頭刺激感，咳嗽，嗄声，口腔カンジダ症があります．

■ **全身投与（気管支喘息）**

即効性はなく，投与後少なくとも4時間かかります．経静脈投与と経口投与の有効性は同等であるとの報告があります．経静脈投与の場合，防腐剤のパラベン，コハク酸エステル，乳糖によるアレルギー症状を起こすことがあるので，できれば，10〜30分かけて静注する方が安全です（表48）．

即時型アレルギー反応に注意します．

■ **経口**

プレドニゾロン　0.5〜1mg/kg/日　分3
ベタメタゾン　　0.5mL（0.05mg）/kg/日　分2
デキサメタゾン　0.5mL（0.05mg）/kg/日　分2
d-クロルフェニラミンマレイン酸塩・ベタメタゾン配合
　（セレスタミン）（1錠中2mg）（1錠中0.25mg）
　　錠（＝5mL）　1回1〜2錠　1日1〜4回
　　小児：シロップ　1回5mL　1日1〜4回

■外用薬

アトピー性皮膚炎を参照（90頁）．

■鼻噴霧用ステロイド薬 （表49）

鼻噴霧用ステロイド薬は，飛散ピーク時の症状増悪を有意に抑制し，鼻粘膜への肥満細胞，好酸球，T細胞などの炎症細胞の浸潤を抑制したという報告があります．効果発現には約1〜2日で，1年以上の連用でも全身的副作用が少ないので，小児でも使いやすいといえます．花粉飛散前の初期療法により，飛散ピーク時の症状増悪を有意に抑制すると報告されています．

ただし，小児では鼻噴霧を嫌がり，鼻粘膜が脆弱のため，キーゼルバッハ部位からの鼻出血が起こりますので，注意します．

> 小児では，鼻を触られたりするのを嫌がりますので，まずは，子どもが今まで鼻噴霧したかどうかをききます．初めての場合は，一度試してもらいます．嫌がらない場合は，継続使用してもらい，嫌がって泣く場合は，中止します．小児では後鼻漏がありますので，できるだけ，ミスト状の鼻噴霧用ステロイド薬を選ぶことが多いです．

表49

一般名	先発製品名	用量・用法
フルチカゾンプロピオン酸エステル	小児用フルナーゼ（25μg） フルナーゼ（50μg）	5歳以上 1回1噴霧　1日2回（8回まで）
ベクロメタゾンプロピオン酸エステル	アルデシンAQネーザル（100μg）	6歳以上 1回1噴霧　1日2回（8回まで）
モメタゾンフランカルボン酸エステル水和物	ナゾネックス（50μg）	3歳以上12歳未満 1回1噴霧　1日1回 12歳以上 1回2噴霧　1日1回
フルチカゾンフランカルボン酸エステル	アラミスト（27.5μg）	2歳以上 1回1噴霧　1日1回

F テオフィリン製剤

■効果
- 長時間作用性気管支拡張作用
- リンパ球や好酸球の気道への浸潤抑制，T細胞の細胞増殖反応やサイトカイン産生能抑制，好酸球アポトーシス誘導などの抗炎症作用

■副作用
悪心・嘔吐，食欲不振，下痢などの胃腸症状，興奮，不眠などの神経症状，不整脈，頻脈，痙攣
テオフィリン関連痙攣の報告もあって使用が減っています（図85）．

表50 静注薬
アミノフィリン　80〜85%のテオフィリンを含む
気管支拡張作用を持ち，有効血中濃度8〜15μg/mL

		年齢（歳）	投与量	
			初期投与量（mg/kg）	維持投与量（mg/kg/時）
テオフィリン血中濃度の値があるとき		2〜15	1/2×（目標血中濃度－現在の血中濃度（μg/mL））	0.8
		15以上	1/2×（目標血中濃度－現在の血中濃度（μg/mL））	0.6
テオフィリン血中濃度の値が不明なとき	あらかじめ経口投与されていない場合	2〜15	4〜5	0.8
		15以上	4〜5	0.6
	あらかじめ経口投与されている場合	2〜15	3〜4	0.8
		15以上	3〜4	0.6

初期投与量は250mgを上限
肥満児は標準体重で計算

F. テオフィリン製剤

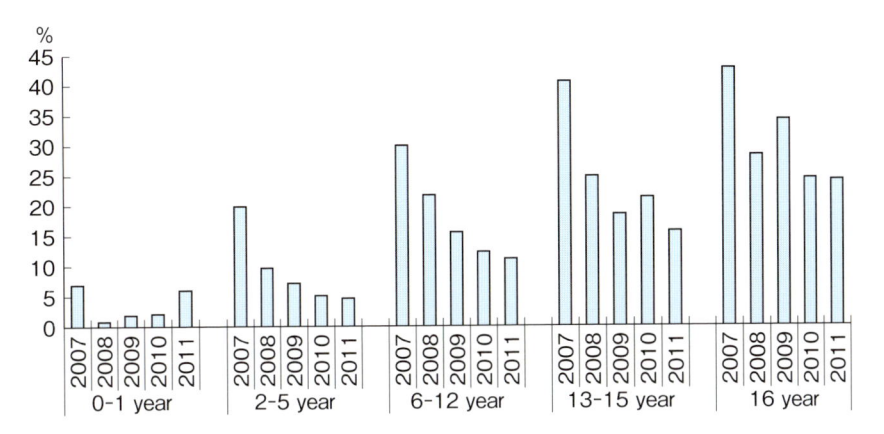

図85 過去1カ月のテオフィリンの使用状況
(小田嶋 博, 他. 喘息重症度分布経年推移に関する多施設検討 2012年度報告. 日本小児アレルギー学会雑誌. 2013; 27: 116-23)

■テオフィリン関連痙攣について

◆特徴
- 全身性の痙攣であっても, 左右非対称であるなど局所性の異常を示すことが多い (発作時脳波で局所性異常を示すことが多い).
- 二次性全般化や痙攣重積状態を起こしやすい.
- 抗痙攣薬に抵抗性.
- 痙攣が軽度でも終了時に意識障害が遷延する傾向にある.

◆誘発因子
1. テオフィリン血中濃度が20μg/mL以上
2. 5歳以下の小児
3. 熱性痙攣の既往, てんかん患者
4. 中枢神経系疾患の合併
5. 脳血液関門の破綻するような病態
6. 低蛋白血症
7. 血清電解質の異常
8. 発熱

9. ヒスタミン H_1 受容体拮抗薬および中枢性 H_1 拮抗作用を持つ抗アレルギー剤の併用

◆**機序**

1. アデノシン受容体（A1, A2）を介する作用

アデノシンは抗痙攣効果と脳血管を拡張させ脳血流を増加させることが知られていますが，テオフィリンはアデノシンの拮抗作用を有しています．

2. 血中ビタミン B_6 の低下

テオフィリンはピリドキサールキナーゼを非競合的に阻害し，血中のピリドキサールリン酸濃度を低下させます．

G アドレナリン

　食物アレルギーでは自己注射および医療機関で使用されますが，小児の気管支喘息では原則，副作用の面で使用されません．

　アナフィラキシー反応，喉頭浮腫の場合は，1％アドレナリン　0.005〜0.01mg/kg　筋肉内注射を行います（最大量　小児0.3mg，成人0.5mg）．必要時には5〜15分ごとに繰り返しますが，1〜2回で奏効することが多いです．

　アドレナリン自己注射キット（エピペン）を処方するためには，エピペン講習会（約1時間）を受講し，処方医師登録受諾書を記載して，提出することが必要です．または，ファイザーのHPからオンライン講習会を受講して，登録することも可能です．オンライン講習会の所要時間は約20分です．登録完了後，エピペンの処方・使用が可能になります．ただし，オンライン講習会を受講するには，ファイザー会員登録が必要になります．

　Step 1　登録種別を選択する
　Step 2　オンライン講習を受講する
　Step 3　登録フォームに必要事項を入力・送信する

　実際に，アドレナリン自己注射キット（エピペン）を処方するときには，患児および保護者にアドレナリン自己注射キット（エピペン）のDVDをみせて，説明することが多いです．

H β_2 刺激薬

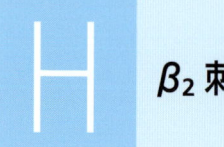

　強力な気管支拡張薬で，気道平滑筋の β_2 受容体に作用して気管支平滑筋の弛緩，線毛運動による気道分泌液の排泄を促します．

　この薬は気管支喘息で使用されます．急性期の喘息発作の治療として使用され，製剤としては，吸入薬として，DPI（ドライパウダー吸入器），pMDI（加圧噴霧式定量吸入器），ネブライザーと，内服薬，貼付，注射があります．吸入薬では，DPI でも，pMDI でも添付文書上は，1日4回までとされていますが，大発作では，20〜30分おきに3回まで吸入した方が，救命効果が高いため，その回数，間隔については現場で判断する必要があります．ただし，β_2 刺激薬の使用で症状が一時的に軽快するために受診が遅れる，β_2 受容体の忍容，などの問題もあるので，適正な使用が重要です．長期管理薬である長時間作用性 β_2 刺激薬（LABA）は，吸入ステロイドとの併用が推奨されています．

> 過剰にならないように，1日4回までと説明しておいた方がよいでしょう．内服は，比較的，間を空けて服用されますが，吸入の場合，どうしても過剰になりがちです．

　内服は，効果発現まで30分〜1時間で，4時間以上空けて，服用可能です．

　貼付薬は，血中濃度の上昇が貼付から8〜12時間後で，24時間は有効血中濃度を維持できます．

> ジェネリックでは，血中濃度上昇が早く，持続性が先発品より劣っているので，その使用には注意が必要です．

　注射薬としては，イソプロテレノールがありますが，β_1 作用もあります．イソプロテレノールにはd体，l体が含まれていて，l体に活性があります．

　小児では，急性発作の治療として，イソプロテレノール持続吸入療法を行います．

H. β_2刺激薬

表51

一般名	先発製品名	製剤	用量・用法
イソプレナリン塩酸塩	アスプール	吸入液 0.5%, 1%	小児では持続吸入
プロカテロール塩酸塩	メプチン	吸入液（0.1mg/mL） 吸入液ユニット エアー（1吸入 10μg） キッドエアー（1吸入 5μg） スイングヘラー（1吸入 10μg） 顆粒, DS, シロップ ミニ錠（25μg）, 錠（50μg）	乳幼児　1回 0.1〜0.3mL 学童以上　1回 0.3〜0.5mL 1回　0.1〜0.3mL 1回　1吸入（10μg） 1回　2吸入（10μg） 1回　1吸入（10μg） 6歳未満　1.25μg/kg 　　　　　　　　×2〜3回/日 6歳以上　ミニ錠 　　　　　　　　×1〜2回/日
サルブタモール硫酸塩	ベネトリン サルタノール アイロミール	吸入液（0.5%） インヘラー エアゾル 錠（2mg）, シロップ（0.04%）	1回　0.1〜0.3mL 1回 1吸入（100μg） 最大　400μg/日 1回 1吸入（100μg） 最大　400μg/日 0.3mg/kg/日　分2〜3
テルブタリン硫酸塩	ブリカニール	錠（2mg） シロップ（0.05%） 注　0.2mg/mL（皮下注）	6歳以上　6mg/日　分3 5歳以下　3mg/日　分3 0.45mL（0.225mg）/kg/日 分3 5歳以下　0.05mg 6歳以上 1回　0.1mg
ツロブテロール塩酸塩	ホクナリン ベラチン	DS（0.1%） 錠（1mg） テープ（0.5mg, 1mg, 2mg）	0.04mg/kg/日　分2 0.5〜3歳未満　0.5mg 3〜9歳未満　　1mg 9歳以上　　　　2mg
フェノテロール臭化水素酸塩	ベロテック	錠（2.5mg）, シロップ	0.375mg/kg/日　分3
フマル酸ホルモテロールフマル酸塩	アトック	DS（40μg/g）, 錠（40μg）	4μg/kg/日　分2〜3
クレンブテロール塩酸塩	スピロペント	顆粒（20μg/g）, 錠（10μg）	5歳以上　0.6μg/kg/日　分2
l-イソプレナリン塩酸塩	プロタノールL注	注（0.2mg/mL）	0.03μg/kg/分
サルメテロールキシナホ酸塩	セレベント	ドライパウダー（25μg）	1回 25μg（1吸入）1日2回 （1回 50μg　1日2回まで可）

I 漢方薬

　主に気管支喘息およびアトピー性皮膚炎，アレルギー性鼻炎，蕁麻疹で使用されることが多いです．漢方薬は即効性がないものの，西洋医学と異なる観点から使用し，効果のある症例もあることから，少しは知っておくといいかもしれません．漢方薬を使用する上で，小児の特徴として，成人と比較して，効果が速い，病態がシンプル，小児の生命力，自然治癒力に優れ，副作用が出にくい点があります．小児では，陰陽虚実（表52）の現象ではなく，「動的」と考え，ほとんどが実証です．「気血水」においては，気と水を考えます．アレルギーではアレルゲンではなく，ホスト側の因子を考えます．

■実証

　筋肉質でガッチリとした体格．栄養状態がよく，声は力強くハリがあります．
　皮膚はつややかで，筋肉は弾力に富んでほどよく緊張しています．

表52　小児に多い病態の漢方医学的分類

証	症状
寒	冷えによる疼痛（原因不明の関節痛，腹痛，低体温）
熱	微熱，盗汗，鼻出血
虚	食欲不振，胃腸障害，易疲労感
実	食欲旺盛，肥満，便秘，易疲労感
気虚，気滞，気逆	起立性調節障害，心身症
瘀血	思春期の不定愁訴，月経痛
水滞	無気力，思考力低下，易疲労感，めまい，頭痛，下痢

消化器系は強く，食べるスピードが速く，冷たいものでも平気です．

夏は暑がりますが，バテず，冬でも寒がらない人で，通常，寝汗はありません．

■虚証

栄養状態が悪く，体型はいわゆる痩せ型．声は弱々しいです．

皮膚にはつやがなく，筋肉は弾力がなく，弾力や緊張に欠けています．

消化器系は弱く，食べるスピードは遅く，胃もたれを生じやすく，冷たいものを食べると腹痛や下痢を起こします．

暑さや寒さに弱いです．夏はバテ気味で，寝汗をかきます．

■中間証

実証と虚証の間に位置する証で，バランスのとれた状態です．「中庸」ともいいます．

■「気」

元気，気力，気合などの気で，目にみえない生命エネルギーです．

「気虚」：気が不足する（全身倦怠感，気力がない，易疲労性，易感染性）

「気滞（気うつ）」：気の流れが滞る（抑うつ，咽頭異物感，胸の閉塞感，腹満）

「気逆」：気が逆流する（冷え，のぼせや発作性の頭痛，動悸）

■「血」

赤い色で，からだを潤し，栄養を与えて支える体液

で，血液と同じです．
　「血虚」：血が不足する（顔色不良，皮膚の乾燥，脱毛，眼精疲労，こむら返り）
　「瘀血（おけつ）」：血の循環が滞る（口の乾燥，色素沈着，月経不順，腰痛，不眠，不安）

■「水」
　無色で，からだを潤し，栄養を与えて支える体液で，血液以外の体液です．
　「水滞（水毒）」：水の流れが滞る（浮腫，尿量減少，拍動性頭痛，頭重感，めまい，耳鳴り）

■漢方薬の小児投与量（表53）
　急性疾患では，必要に応じて常用量の2〜3倍使用することがありますが，慢性疾患の場合はある程度決まっています．

■小児アレルギー疾患への漢方薬投与の基準
　①かぜに罹りやすいか否やか→肺の虚弱の有無
　②食は太いか細いか→胃腸機能の状態
　③咽頭か耳鼻が強いかどうか→慢性扁桃炎の有無と耳鼻科的疾患の有無
　④寒熱
　⑤気水

表53　漢方薬の投与量の目安

	年齢を指標したときの用量	体重を指標としたときの用量
1歳	1/4〜1/5	エキス剤　0.1〜0.2g/kg
3歳	1/3	
6歳	1/2	
小学生	2/3	
中学生	1	
成人	1	

■気管支喘息
- 実証〜中間証（胃腸は大丈夫）
  発作時：麻杏甘石湯・五苓散
  寛解期：柴朴湯（神経過敏，感染型，咳型）
  　　　　神秘湯（虚証でなく呼吸困難型）
  　　　　小青竜湯〔寒と湿（水）に弱く，水様性鼻汁，ゼロゼロ型〕
- 虚証（胃腸が弱い）
  　　　　苓甘姜味辛夏仁湯（貧血，冷え性で喀痰が多い）
  　　　　六味丸（体力がない，難治性で再発を繰り返す）
  　　　　小建中湯（黄耆建中湯）（体力がなく，胃腸が弱い，疲れると発作出現）
  　　　　補中益気湯

■アトピー性皮膚炎
便秘，あるいは冷たい物や脂物の摂り過ぎは胃腸を痛め，アトピーを増悪させるので，胃腸の虚実を観察します．乳児期は胃腸機能が未熟です．
- 乳児期：治頭瘡一方，補中益気湯，小建中湯，桂枝加黄耆湯，黄耆建中湯
- 幼児期：柴胡清肝湯，補中益気湯，黄耆建中湯，抑肝散（抑肝散加陳皮半夏），十味敗毒湯
- 学童期：十味敗毒湯，柴胡清肝湯，柴胡桂枝湯

■鼻アレルギー
麻黄附子細辛湯，小青竜湯（加修治附子末）があり，小青竜湯で二重盲検試験で有効性が報告されています．

漢方については，「広瀬滋之．TSUMURA Medical Today 小児科領域と漢方医学」を参照しました．

J その他

■抗IgE抗体（オマリズマブ）

　ヒト化抗IgEモノクローナル抗体で，IgEとオマリズマブが結合することでIgEと高親和性IgE受容体との結合を阻害し，組織マスト細胞と血中好塩基球の高親和性IgE受容体の発現を低下し，好酸球，T細胞，B細胞，Th2細胞などを抑制します．

　副作用は，注射局所の疼痛，腫脹，重篤な副作用としては，海外で0.1〜0.2％にアナフィラキシー様反応が2時間以内に出現しています．

　日本での適応は気管支喘息で，小児でも効果が報告されています[1]．

　海外では，アトピー性皮膚炎，慢性蕁麻疹に対する有効性，食物アレルギーに対する有効性，食物アレルギーの減感作療法中の症状発現抑制効果などが報告されています[2]．

> 費用が高いのと小児では注射のため，なかなか使用しにくいものの，ステロイド治療に対しての難治喘息，食物アレルギー合併の喘息への効果が日本でも報告されています．

■今後の治療薬

　今後，小児においても重症のアレルギー疾患に対して，シクロスポリン内服，タクロリムスの内服が考えられます．

　さらに気管支喘息において，全体的に炎症を抑制するよりは，ポイントで炎症を抑制することで，副反応

---

1) Busse WW, et al. Randomized trial of omalizumab (anti-IgE) for asthma in inner-city children. N Engl J Med. 2011; 364: 1005-15.
2) Baena-Cagnani CE, et al. Current status of therapy with omalizumab in children. Curr Opin Allergy Clin Immunol. 2014; 14: 149-54.

J. その他

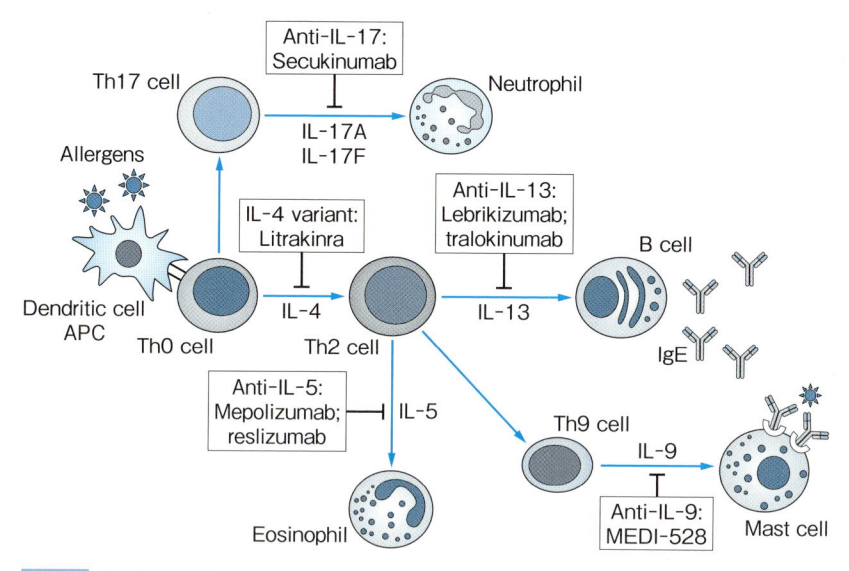

図86 分子標的療法
(Gallelli L, et al. Update on anticytokine treatment for asthma. Biomed Res Int. 2013; 2013: 104315)

を少なくした分子標的療法が行われつつあります．成人気管支喘息では，すでに，いくつか臨床応用されています．抗IL-5抗体は，喘息全体では，気道と血液中の好酸球は減少したものの，症状の改善はみられませんでしたが，症例を選択することで，臨床効果が確認されています．抗IL-4抗体，抗IL-13抗体，抗IL-9抗体はすでに臨床応用されていて，ある程度の効果が期待されています．抗TNF-α抗体は，悪性腫瘍の発生などもあって，臨床応用が中断しています．抗GM-CSF抗体，抗IL-17抗体，抗IL-23抗体，抗IL-25抗体，抗IL-33抗体，抗TSLP抗体が現在，期待されています．

さらに，抗IgE抗体（オマリズマブ）のように，気管支喘息以外の他のアレルギー疾患への応用も期待されています（図86）．

■アレルギーを持つ子に対する予防接種

　気管支喘息，アトピー性皮膚炎，アレルギー性鼻炎，蕁麻疹，アレルギー体質などといわれているだけでは，接種不適当にはなりません．接種しようとする接種液の成分に対して，アレルギーを呈するおそれのある者が接種要注意者となります．これまでのアレルギー症状やワクチンに含まれている添加物を考慮した予診を行うことにより把握します[3]．

　接種成分とアレルギーとの報告としては，
- 安定剤　ゼラチン（ブタ骨髄由来）：ポリオワクチン　0.00375mg以下/回（現在は不活化ワクチンになっている）
- 防腐剤　チメロサール
- 培養成分　卵（インフルエンザ　数ng）
- 抗菌薬

が挙げられています．

　即時型副反応を予測できる有用な方法はありません．
　皮内反応はワクチンに対するアレルギー反応を予測できないため，アメリカでは不要としています[4]．

　これを踏まえて，私自身は，今まで問診にてワクチンのアレルギー症状のない人は皮内反応をしないで施行しています．MRワクチン，DPTワクチン，Hibワクチン，ムンプスワクチン，水痘ワクチンなどほとんどワクチンでは基本的に皮内反応をしていません．

---

[3] 日本小児アレルギー学会の見解 2006年3月．
[4] American Academy of Pediatric.Report of the Committee on Infectious Disease, Red Book 2006. 27th ed, 2007.

1回目の MR ワクチンで即時型副反応のあった例
　→抗体測定
　　抗体価が予防レベルにない場合は，皮内反応を施行しています．
インフルエンザワクチン
　　卵加工品などを食べている児では，皮内反応をせずに施行しています．
　　卵完全除去の場合は，年齢，卵でのアナフィラキシーの有無などで必要があれば皮内反応を施行の上，接種を考慮します．

卵アレルギーのある子がワクチンによってアナフィラキシーを起こす量は，卵白成分オバルブミン量≧600ng/dose 0.5mL で濃度として 1200ng/mL と報告されています[5]．

ワクチン	オバルブミン濃度(ng/mL)[6]
麻疹	＜0.1
麻疹	0.1〜0.52
ムンプス	0.18〜0.29
インフルエンザ（最近）	＜0.1〜0.62
インフルエンザ（以前）	8.7〜10.3
インフルエンザ USA	20〜1200
インフルエンザ EU	20〜650

ですから，日本では卵白成分量は，アナフィラキシーを起こすといわれている量より少ないのが現状です．しかし，絶対に起こさないわけではないので，注意は必要です．

---

5) Erlewyn-Lajeunesse M, et al. Recommendations for the administration of influenza vaccine in children allergic to egg. BMJ. 2009; 339: b3680.
6) 庵原俊昭. 基礎疾患をもつ人への予防接種. 日本小児アレルギー学会雑誌. 2010; 24: 193-202.

インフルエンザ生ワクチン（フルミスト）は，経鼻ワクチンであるために，5歳未満で，過去に喘鳴があったり，1年以内に喘息発作を起こしたことがある方，重度の卵アレルギーのある方，ゼラチンアレルギーのある方，ゲンタマイシンのアレルギーのある方は禁忌になっています．

　海外渡航時にするワクチンには，さらに，ラテックスなどのアレルギーのある人はできないワクチンもあって，注意が必要ですので，必ず，添付文書の確認とアレルギーの問診はしておきましょう．

■参考文献

1) 日本アレルギー学会．アレルギー総合ガイドライン 2013．東京：協和企画；2013．
2) 日本小児アレルギー学会．小児気管支喘息治療・管理ガイドライン 2012．東京：協和企画；2011．
3) 日本小児アレルギー学会食物アレルギー委員会．食物アレルギー診療ガイドライン 2012．東京：協和企画；2011．
4) 日本小児アレルギー学会食物アレルギー委員会．食物アレルギー経口負荷試験ガイドライン 2009．東京：協和企画；2009．
5) 鼻アレルギー診療ガイドライン作成委員会．鼻アレルギー診療ガイドライン―通年性鼻炎と花粉症― 2013 年版（改訂第 7 版）．東京：ライフ・サイエンス；2013．
6) 日本皮膚科学会ガイドライン．蕁麻疹診療ガイドライン．日皮会誌．2011; 121: 1339-88．

■最後に著者からのお願い

　最後まで，お読みいただきありがとうございます．

　ガイドラインについての記載が多く，スペースのある書籍だと思われたかもしれません．

　実は，この本に，読者の現場での evidence を記入していただき，clinic-based medicine による自分のオリジナルハンドブックにしていただけたら幸いです．

索 引

■ あ行

アスピリン	69
アトピー型	107
アトピー性皮膚炎	44, 71
原因・悪化因子	85
重症度	82
アトピー素因	71
アトピックスキン	81
アナフィラキシー	47
アニサキス	57
アネルギー	7
アミノフィリンの点滴	118
アレルギー	5
アレルギー性鼻炎	140
アレルギー反応	12
分類	11
アレルギーマーチ	27
アレルゲン	5, 11
アレルゲン免疫療法	148
医学的水準	34
イソプロテレノール持続吸入療法	127
Ⅰ型アレルギー	140
一過性の初期喘鳴	107
違法性阻却	32
医療費助成	17
医療紛争	30
因果関係	32
インパルスオシロメトリー	106
インフォームドコンセント	39
運動機能	24
運動負荷	66
永久的寛解	61
衛生仮説	10
えび	59
エピネフリン	60
エピペン	60
オープンクエスチョン	38
オバルブミン	55
オボムコイド	56

■ か行

加圧噴霧式	131
カウプ指数	21
角質のpH	87
学年別有症率	10
過失	32, 35
カゼイン	56
かに	59
花粉の飛散時期	141
カポジ水痘様発疹	74
寛解・治癒	136
環境改善	112
環境整備	114
間欠型	109
感作経路	42
感冒（かぜ）	113
気管支喘息の重症度	109
危険責任的側面	33
基剤	89
気道可逆性試験	105
気道過敏性試験	105

199

索 引

気道粘膜浮腫	100
気道分泌亢進	100
気道平滑筋収縮	100
気道リモデリング	102
救急受診	134
急性蕁麻疹	162
急性発作	115, 124, 126
急速法	148
牛乳	56
牛乳アレルゲン除去調整粉乳	56
吸入器	129, 131
吸入ステロイド薬の間欠投与	119
禁煙	114
空気清浄機	150
果物	58
口呼吸	24
クリーム	90
クリオピリン関連周期性症候群	161
グリチルリチン製剤	164
グルテン	57
19S-グルパール	57
クローズドクエスチョン	38
クローンの消失	7
クロモグリク酸ナトリウム	122
経口耐性	42
経口免疫療法	61
軽症持続型	109
傾聴	37
経皮感作	42
ゲーム脳	23
血圧低下	47
血液ガス分析	105
結果回避義務違反	32
結果予見義務違反	32
血管性浮腫	156
血清 TARC 値	78
ケミカルメディエーター遊離抑制薬	168

原因食品	45
故意	32
好塩基球ヒスタミン遊離試験	51, 80
甲殻類	57
口腔アレルギー症候群	44, 58
抗原提示細胞	6
好酸球検査	145
抗ロイコトリエン薬	164
呼気 NO（一酸化窒素）検査	106
呼吸機能検査	103
呼吸中枢	24
コミュニケーション	37, 147
コミュニケーションスキル	37
小麦	57, 59
コリン性蕁麻疹	160
コントロール状態	128
コンポーネント	58

■ さ行

債務不履行	31
サルメテロールキシナホ酸・フルチカゾンプロピオン酸エステル配合剤	122
酸素吸入	117
紫外線療法	95
色素性蕁麻疹	160
シクレソニド	122
シクロスポリン療法	95
時効	31
自己抗原	11
質問	38
重症持続型	109
重症度	109
手術療法	148
小児と成人の違い	14
小児の皮膚	26
食事療法	55
食品衛生法	58

— 200

食物依存性運動誘発アナフィラキシー	44, 66
食物経口負荷試験	52
新生児・乳児消化管アレルギー	44
身長	17
蕁麻疹	46, 156
信頼責任的側面	33
水分量	25
睡眠時無呼吸	24
スキンケア	86, 87
ステロイド	118
ステロイド外用薬	89, 90
スパイロメトリー	103
スペーサー	133
成長障害	17
責任能力	32
舌下	148
舌下免疫	151, 154
セラミド	87
喘息コントロール状態の評価	130
喘息死	2
喘息死亡者数	1
喘息受療率	9
喘息診断年齢	112
喘息総患者数	8
喘息の悪化因子	113
喘息発症年齢	112
喘息発症予防	120
喘息発作時	115, 117
喘鳴の phenotype	108
即時型	101
即時型症状	44
そば	59
損害賠償請求権	31

■ た行

体重	17
大豆	57
苔癬化	81
タクロリムス軟膏	92
脱感作状態	61
ダニ	114
卵	59
チアノーゼ	46
遅発型	101
中等症持続型	109
長期管理（気管支喘息）	119, 122, 123, 128
チリダニ	114
治療の3原則	14
通常法	148
低身長	120
ディスカス	133
定量吸入器	131
伝染性軟属腫	74
伝染性膿痂疹	74
天然保湿因子	87
同意	39
同調	38
特異的 IgE	49
ドライパウダー	131
トロポミオシン	57

■ な行

肉類	58
乳	59
ネブライザー	131
ネブライザー用吸入液	132

■ は行

鼻呼吸	24
バリア機能障害	71
パルブアルブミン	57
非 IgE 依存性反応	42
非アトピー型喘鳴	107

ピークフロー（PEF）モニタリング	105
皮下	148
皮下注射	151, 154
ヒスタミン H_1 受容体拮抗薬	169
ヒスタミン中毒	57
非ステロイド性抗炎症外用薬	95
ビタミン D	20, 57
非特異的 IgE	49
皮内テスト	49
皮膚テスト	48
皮膚マスト細胞	156
鼻噴霧用	147
肥満	20
肥満傾向児	21
肥満度	21
鼻誘発テスト	145
表現型	15
標準身長・体重曲線	18
フィラグリン	73
副腎皮質ステロイド	164
副鼻腔炎	154
不整脈	148
ブデソニド	122
ブデソニド吸入懸濁液	122
不法行為	31
プリックテスト	48
フルチカゾン	122
フローボリューム曲線	103
ベクロメタゾン	122
ヘルパー T 細胞	6, 7
膨疹	156
ホコリ（ダニ）	113
保湿剤	87
発作強度の判定基準	108

■ ま行

マスク	147, 150
慢性蕁麻疹	162
水イボ	74
民法 415 条	31
民法 709 条	31
メガネ	147, 150
免疫	5
模擬症例	136

■ や行

野菜	58
痒疹	82
予防接種	194

■ ら行

落花生	59
リバウンド	92
ロイコトリエン受容体拮抗薬	176
ローション	90
ローレル指数	22

■ わ行

ワクシニアウイルス接種家兎炎症皮膚抽出液	164
ワクチン	194

■ 欧文

anergy	7
atopy	71
β_2 刺激薬の吸入	116, 117
β_2 刺激薬の内服	116
B 細胞	6
basophil histamine releasing test（HRT）	51, 80
BMI	21
C1-INH の低下による血管性浮腫	160
clonal deletion	7
cryopyrin-associated periodic syndrome（CAPS）	161

EBM	29
Evidence	29
Evidence Level	29
Gellと Coombsの分類	11
H_1拮抗薬	164
H_2拮抗薬	164
IgE依存性反応	42
IgE関連の喘息	107
ω5-グリアジン	57
1FTU（finger tip unit）	90

phenotype	15
proactive療法	92, 94
probability curve	50
QOL	134, 135, 136
reactive療法	92, 94
SCORAD（severity scoring of atopic dermatitis）	76, 82, 83
T細胞	6
Waters法	155

清益 功浩 (きよます たかひろ)

◇現職
　大和高田市立病院　小児科　部長

　1992 年 3 月　　京都大学医学部卒業
　1999 年 3 月　　京都大学大学院医学研究科卒業

◇職歴
　1992 年 6 月　　京都大学医学部付属病院小児科
　1993 年 6 月　　日本赤十字和歌山医療センター小児科
　1994 年 5 月　　市立岸和田市民病院小児科
　1999 年 4 月　　京都大学医学部付属病院小児科
　1999 年 6 月　　国立病院機構　京都医療センター　小児科
　2003 年 4 月　　大和高田市立病院　小児科
　現在に至る

◇所属学会
　日本小児科学会，日本アレルギー学会，日本小児アレルギー学会，日本小児難治喘息・アレルギー疾患学会，日本感染症学会，日本小児感染症学会

◇学会活動
　日本小児科学会専門医・指導医
　日本アレルギー学会専門医・指導医・代議員・広報委員会 Web 専門部会員
　日本小児アレルギー学会評議員
　ICD（Infection control doctor）

◇著作活動
　「アトピー治療の常識・非常識〜知ってなっとく！最新情報」(医薬経済社)
　「咳事典　咳を科学する　その咳，大丈夫？危険！」（医薬経済社）
　「アトピーを正しく知って治す新常識」（講談社）
　「携帯型熱中指標計「見守りっち」付き熱中症対策ガイド」（マイナビ）

◇主な研究分野
　小児における感染症および免疫・アレルギー疾患，医事法令など

小児アレルギー疾患診療ハンドブック ⓒ

発　行	2015年3月15日　初版1刷
著　者	清益功浩
発行者	株式会社　中外医学社
	代表取締役　青木　滋
	〒162-0805　東京都新宿区矢来町62
	電　話　(03) 3268-2701 (代)
	振替口座　00190-1-98814番

印刷・製本/横山印刷㈱　〈KS・KK〉
ISBN978-4-498-14536-8　Printed in Japan

JCOPY　<(社)出版者著作権管理機構　委託出版物>

本書の無断複写は著作権法上での例外を除き禁じられています．複写される場合は，そのつど事前に，(社)出版者著作権管理機構（電話 03-3513-6969, FAX 03-3513-6979, e-mail: info@jcopy.or.jp）の許諾を得てください．